W0342825

Mosaik bei
GOLDMANN

Buch

Sex ist eine wichtiger Teil des Lebens – er entspannt, befriedigt und macht Spaß. Genau wie das Essen. Doch niemand käme auf die Idee, sich ein Leben lang von nur drei Gerichten zu ernähren. Ganz anders beim Sex: Die meisten Paare verbringen ihr Liebesleben in genau drei Positionen – er oben, sie oben, Hündchenstellung. Wen wundert's da, wenn in deutschen Schlafzimmern immer weniger los ist?
Für alle, denen drei Gerichte nicht reichen, bietet »Sex! Wilde Varianten« das komplette Menü: von Rock 'n' Roll im Schlafzimmer über den Sternengucker bis Rund um die Uhr! Zu jeder der 52 Positionen gibt es neben Beschreibung und Illustration zusätzliche Anregungen für sie und für ihn. Worauf also noch warten? Es ist angerichtet!

Autorin

Emily Dubberley, geboren 1975, studierte Psychologie mit Schwerpunkt Sexualität. Sie ist Gründerin und Herausgeberin der Zeitschrift »Scarlet«, ein Sex-Magazin speziell für Frauen, schreibt für verschiedene Zeitschriften, wie zum Beispiel »The Guardian«, »Glamour«, »Men's Health«, »The Daily Star« und »Lovers' Guide«, und hat bereits zahlreiche Bücher veröffentlicht. Neben ihren journalistischen Tätigkeiten tritt sie regelmäßig in britischen Fernseh- und Radioshows auf.

Von Emily Dubberley außerdem bei Mosaik bei Goldmann
Sex und hopp (16781)

Emily Dubberley
mit Dr. Dawn Harper

Sex!
Wilde Varianten

Aus dem Englischen
von Bettina Spangler

Alle Ratschläge und Hinweise in diesem Buch wurden von der Autorin und vom Verlag sorgfältig erwogen und geprüft. Eine Garantie kann dennoch nicht übernommen werden. Eine Haftung der Autorin beziehungsweise des Verlags für Personen-, Sach- und Vermögensschäden ist daher ausgeschlossen.

FSC
Mix
Produktgruppe aus vorbildlich bewirtschafteten Wäldern und anderen kontrollierten Herkünften

Zert.-Nr. SGS-COC-1940
www.fsc.org

Verlagsgruppe Random House FSC-DEU-0100
Das für dieses Buch verwendete FSC-zertifizierte Papier *Munken Print* liefert Arctic Paper Munkedals AB, Schweden.

1. Auflage
Deutsche Erstausgabe Oktober 2008

Originaltitel: Love Making Deck
Umschlaggestaltung: Design Team München
Umschlagmotiv: Getty Images/Barnaby Hall
Illustrationen: Sheilagh Noble
Redaktion: Birgit Gehring
Satz: Buch-Werkstatt GmbH, Bad Aibling
Druck und Bindung: GGP Media GmbH, Pößneck
WR · Herstellung: IH
Printed in Germany
ISBN 978-3-442-17010-4
www.mosaik-goldmann.de

Inhalt

III Im Sitzen und Stehen

IV Von hinten

Ein Wort vorab

Sex ist ein wichtiger Bestandteil unseres Lebens. Fakt ist: Keiner von uns wäre auf der Welt, wenn es Sex nicht gäbe. Trotzdem lieben sich die meisten Paare in nur und gerade mal drei Positionen: Mann oben, Frau oben und *Hündchenstellung* von hinten, auch A-tergo-Position genannt. Der Durchschnittsbürger hat mehr als hundert Mal pro Jahr Sex, das ergibt – wenn man davon ausgeht, dass der Großteil der Menschen seine Jungfräulichkeit im Alter von etwa 18 Jahren verliert und bis ins hohe Alter hinein sexuell aktiv bleibt – mehrere Tausend Male Sex im Laufe eines Menschenlebens. Warum sich da mit nur drei Stellungen begnügen, wenn es doch so viele wunderbare Positionen zu entdecken gibt?

Öfter mal was Neues

Wenn man beim Sex ein wenig Experimentierfreude an den Tag legt, wird das Liebesleben garantiert viel aufregender, ganz gleich, ob man frisch liiert ist oder in einer langjährigen Beziehung lebt. Dabei geht es nicht nur um etwas mehr Prickeln. Die unterschiedlichen Positionen stimulieren auch unterschiedliche Bereiche des menschlichen Körpers. Nur 25 Prozent aller Frauen erreichen allein durch das Eindringen des Mannes regelmäßig einen Orgasmus. Aber Positionen, die Klitoris, G-Punkt oder beide zugleich stimulieren, lassen Frauen viel leichter zum Orgasmus kommen.

Es gibt Positionen, die es einem Mann erlauben, tiefer einzudringen und so »größer« zu wirken; andere Stellungen wiederum machen den Sex für die Frau leichter, wenn der Mann besonders gut ausgestattet ist. Gewisse Positionen weiten die Vagina, andere wiederum machen sie enger. Und ganz gleich, ob Sie nun die tiefe Penetration vorziehen oder es lieber sanft mögen, es gibt unzählige Variationen – Sie haben die Wahl.

Vergessen Sie nicht, dass es beim Sex nicht ausschließlich um die Genitalien geht. Es gibt Stellungen, in denen die Brüste, der Rücken, der Nacken, die Schultern, die Füße und andere erogene Zonen viel leichter zu erreichen sind als in anderen. Suchen Sie vielleicht nach einer Stellung, die viel Raum für gegenseitige, gleichzeitige Stimulation bietet? In diesem Buch werden Sie mit Sicherheit fündig! Eventuell mögen Sie es bevorzugt romantisch? Dann suchen Sie sich die Positionen aus, bei denen viel Augenkontakt möglich ist. Und wenn Sie sich wie ein Spitzenathlet fühlen, dann trauen Sie sich ruhig an die gewagteren Stellungen heran – vielleicht schaffen Sie es sogar, sich für die Olympischen Sexspiele zu qualifizieren!

Womöglich wünschen Sie eine Position, die während der Schwangerschaft besonders komfortabel ist? Oder leidet einer von Ihnen unter Rückenbeschwerden und Sie wissen nicht, wie Sie dennoch beschwerdefrei Sex haben können? Ein simpler Stellungswechsel könnte die Lösung sein.

Eben weil das Ausprobieren neuer Positionen von großer Wirkung auf unser Sexleben ist, haben sich Menschen seit jeher für verschiedenste Liebespraktiken interessiert. Bücher wie das *Kamasutra* und *Der duftende Garten* von Scheich Nefzaui wurden geschrieben, um Menschen Hilfestellung zu geben, wie sie ihre Beziehungen bereichern und der sexuellen Langeweile entgegenwirken können, die oftmals einkehrt, wenn zwei bereits sehr lange ein Paar sind. Zwar mögen exotische Bezeichnungen wie »Das Einhorn«, »Den Bambus spalten« oder »Der Regenbogen« spannend klingen, was man aber genau dabei tun soll, erfährt man kaum. Das ist in diesem Buch anders.

Die Positionen

Auf jeder Doppelseite dieses Buches wird eine Position vorgestellt und genau beschrieben. Hier finden Sie Informationen, was die jeweilige Stellung für sie und ihn zu bieten hat, sowie Vorschläge für Varianten. Ein Warnhinweis rundet jeden Eintrag ab, damit Sie einschätzen können, ob sich die beschriebene Stellung für Sie persönlich eignet. Informieren Sie sich an dieser Stelle immer vorab, ehe Sie eine neue Stellung ausprobieren.

Jede Position ist illustriert. So sehen Sie gleich, worauf Sie sich einlassen – und ob es sich lohnt, den Spiegel aufzustellen. Zudem zeigt eine Skala von 1 bis 5 den jeweilige Schwierigkeitsgrad an, sodass Sie sich darauf einstellen können, wie groß die Anstrengung für Sie sein wird. Entscheiden Sie anhand des Schwierigkeitsgrades, ob Sie fit genug sind und sich der Aufgabe gewachsen fühlen!

Das Buch ist in vier Kategorien unterteilt: Mann oben, Frau oben, im Sitzen und Stehen sowie Positionen von hinten. Die Stellungen sind durchnummeriert, sollten Sie sich Zahlen besser merken können als Bezeichnungen. Die Nummern haben noch einen weiteren Nutzen, aber dazu später mehr.

Voller wertvoller Informationen und dennoch handlich im Format können Sie dieses Buch bequem mit in den Urlaub nehmen. Also: Warum führen Sie nicht mal mit Ihrem Partner übers Wochenende weg, mit dem Buch im Gepäck, um Ihr Liebesleben aufzumischen?

Einige Vorschläge zur Nutzung des Buches

Das Büchlein lässt sich auf unterschiedliche Weise nutzen. Im Folgenden einige Vorschläge:

- Wählen Sie Woche für Woche eine neue Position aus. Es sind gerade so viele Positionen, dass Sie ein ganzes Jahr lang jede Woche einen Stellungswechsel vornehmen können.
- Suchen Sie drei Stellungen aus, die Sie ansprechen, und bitten Sie Ihren Partner, eine davon auszuwählen.
- Lassen Sie die Seite mit Ihrer Lieblingsposition aufgeschlagen auf dem Kopfkissen Ihres Partners oder auf dem Küchentisch liegen – so signalisieren Sie, wie und wo Sie gerne mit ihm oder ihr Sex haben würden.

- Stecken Sie Ihrem Partner das Büchlein mit einem Post-it versehen in die Tasche, bevor er morgens zur Arbeit geht. Rufen Sie Ihren Partner dann an oder schicken Sie eine E-Mail, damit Ihr Liebster/Ihre Liebste schon mal weiß, dass er/sie sich abends auf ein nettes kleines Stelldichein freuen darf.
- Jeder von Ihnen sucht sich seine Favoriten aus, dann dürfen Sie abwechselnd bestimmen, welche Stellung es sein soll.
- Wählen Sie aufs Geratewohl eine beliebige Zahl zwischen 1 und 52. Probieren Sie dann einfach die jeweilige Position aus.
- Entscheiden Sie sich für fünf Stellungen und genießen Sie ein ausgedehntes Liebesspiel, bei dem Sie alles durchprobieren. Versuchen Sie, die Positionen nacheinander einzunehmen, ohne sich dabei vom Partner zu trennen. Aber: Hören Sie damit bitte sofort auf, wenn es wehtut!
- Machen Sie eine Kopie Ihrer Lieblingsposition und verpacken Sie diese als Geschenk, beispielsweise mit sexy Dessous und dem Versprechen, dass Sie liebend gerne zu weiteren Schandtaten bereit sind.
- Kopieren Sie mehrere Stellungen und legen Sie damit eine Fährte zum Schlafzimmer – oder einem anderen Liebesort. Die Kopie der Stellung, mit der Sie beginnen möchten, ist das letzte Bildchen Ihrer Fährte.

So treiben Sie es auf die Spitze

Um den Sex und die Vorschläge in diesem Buch voll auszukosten, sollten Sie sich einen ganzen Nachmittag oder Abend Zeit nehmen. Beginnen Sie damit, mit Ihrem Partner zu reden und zu flirten – Kommunikation ist ein wichtiger Bestandteil einer jeden Beziehung und wird viel zu häufig vernachlässigt. Benutzen Sie dieses Buch als Gesprächsanlass, insbesondere, wenn Sie für gewöhnlich nicht so gerne über Sex reden. Wählen Sie eine Position, die Sie anspricht, und erklären Sie Ihrem Partner, was genau Ihnen daran gefällt. Bitten Sie dann Ihren Partner, dasselbe zu tun.

Haben Sie erst einmal angefangen, über Sex zu sprechen, wird Sie das sicherlich antörnen. Gehen Sie es langsam an, widmen Sie sich dem Körper Ihres Partners, küssen und streicheln Sie sich gegenseitig. Überstürzen Sie nichts, und nehmen Sie sich Zeit für ein ausgedehntes Vorspiel – je länger es dauert, desto wahrscheinlicher werden Sie beide anschließend beim Sex ein wahres Feuerwerk der Leidenschaft erleben.

Wenn Sie schließlich beide so erregt sind, dass es kein Zurück mehr gibt, suchen Sie eine Position aus. Wählen Sie nicht unbedingt gleich die schwierigste; die Skala mit den Schwierigkeitsgraden gibt es in diesem Buch aus gutem Grund. Wenn Sie bisher nur die »Missionarsstellung« kennen, dann wäre es ein wenig überambitioniert, sich gleich auf die »Schubkarre« einzulassen.

Sollten Sie sich mit einer Liebesposition einmal nicht anfreunden können, dann lassen Sie es nicht schweigend über sich ergehen, sondern weisen Sie Ihren Partner darauf hin. Vielleicht hilft es aber auch schon, wenn Sie die Hüften anheben oder senken, nach links oder nach rechts drehen, damit Sie es bequemer haben. Womöglich macht es bereits einen riesigen Unterschied, wenn Sie die Stellung eines Armes oder Beines ändern. Die detaillierten Beschreibungen dienen als Hilfestellung, vergessen Sie aber nicht, dass jeder Körper anders ist; daher sollte jedes Paar für sich das Beste aus einer Stellung machen.

Nachdem Sie Ihren Spaß mit verschiedenen Positionen hatten, wenden Sie sich nicht einfach von Ihrem Partner ab, um zu schlafen. Kuscheln Sie noch ein Weilchen, seien Sie zärtlich zueinander und scheuen Sie sich nicht, darüber zu sprechen, was Ihnen an einer bestimmten Position gefallen oder auch nicht gefallen hat. Es gibt keinen Grund, sich zu schämen – wenn Sie mit einem anderen Menschen gerne Sex haben, dann sollten Sie auch keine Hemmungen haben, hinterher mit diesem Menschen darüber zu reden.

Offen für neue Positionen zu sein bedeutet auch, Kommunikation zu fördern und Hemmnisse abzubauen. Auf diese Weise schaffen Sie ein hohes Maß an Intimität zwischen sich und Ihrem Partner. Um guten Sex zu haben, muss man kein großer Athlet sein – es reicht, wenn Sie die gewohnte Routine im Bett hinter sich lassen, und zwar ein für alle Mal!

Noch ein wichtiger Hinweis

Ganz generell: Sollte Ihnen beim Sex etwas wehtun, hören Sie damit auf. Treten Schmerzen wiederholt auf, suchen Sie bitte einen Arzt auf. Tun Sie nichts, was Ihrer Gesundheit schaden könnte, und nehmen Sie immer Rücksicht auf eventuelle körperliche Beschwerden.

Außerdem sollten Sie nie ungeschützten Sex haben. Benutzen Sie beim Vaginalverkehr und beim Oralsex ein Kondom bzw. einen Dental Dam (Latexlappen), so ersparen Sie sich eine Menge Unannehmlichkeiten. Ohne Kondom sollten Sie nur dann miteinander schlafen, wenn Sie in einer monogamen Beziehung leben und sowohl Sie als auch Ihr Partner sich auf Geschlechtskrankheiten haben untersuchen lassen. Geschlechtskrankheiten sind leider auch heutzutage bittere Realität, und sie werden es immer bleiben, also nehmen Sie Ihre Gesundheit ernst, und schützen Sie sich und Ihren Partner.

I Mann oben

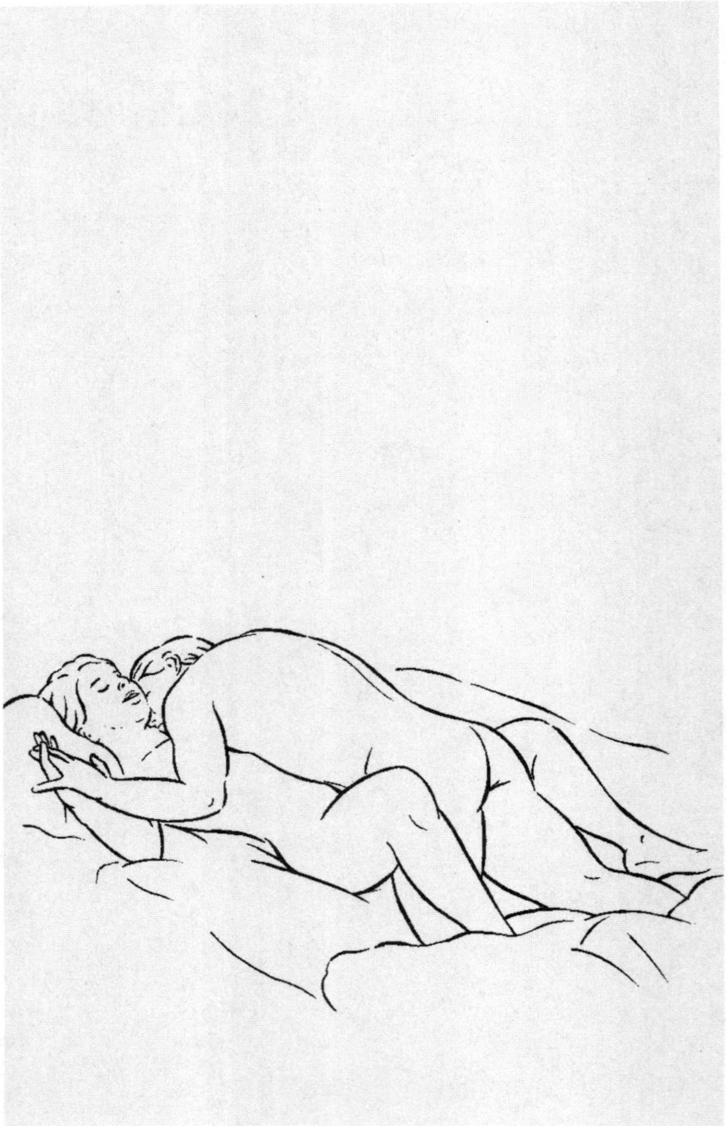

1 Die Missionarsstellung

So geht's: Diese klassische Stellung, bei der der Mann bäuchlings auf der Frau liegt, ist eine der intimsten Positionen: Sie können dabei Ihrem Partner tief in die Augen blicken, ihn küssen, umarmen und streicheln. Da sich beide Partner am ganzen Körper berühren, wird hier das größte menschliche Sexualorgan stimuliert – die Haut. Die Missionarsstellung ist ganz einfach: Die Frau legt sich auf den Rücken und spreizt die Beine, der Mann legt sich auf sie zwischen ihre Schenkel, das Gesicht ihr zugewandt, und stützt sich mit den Armen ab. Dann dringt er in sie ein.

Für ihn: Sie haben hier die Kontrolle und können über das Tempo bestimmen. Wenn Sie es gerne mögen, kann Ihre Partnerin Ihnen die Pobacken und/oder den Rücken streicheln. Wenn Ihre Partnerin ihre Beine nicht so weit spreizt, fühlt sie sich entsprechend »enger« an.

Für sie: Wenn Berührungen am Hals Sie erregen, kann Ihr Partner Sie dort sehr gut küssen. Sie können zudem Ihre Klitoris und Ihren Venushügel am Schaft seines Penis reiben. Noch aufregender für Sie beide wird es, wenn Sie Ihre Beckenbodenmuskulatur anspannen.

Warnhinweis: Die Missionarsstellung kann für die Frau unangenehm sein, wenn der Mann sehr schwer ist. In diesem Fall sollte er mehr Gewicht auf seine Arme (Hände und/oder Ellbogen) sowie Knie verlagern. Vielleicht sollten Sie sich eher auf Stellungen konzentrieren, bei denen die Frau oben liegt, oder auf Stellungen, bei denen weniger Gewicht auf der Frau lastet – so haben Sie beide mit Sicherheit mehr Spaß.

Schwierigkeitsgrad: ●○○○○ (ganz leicht)

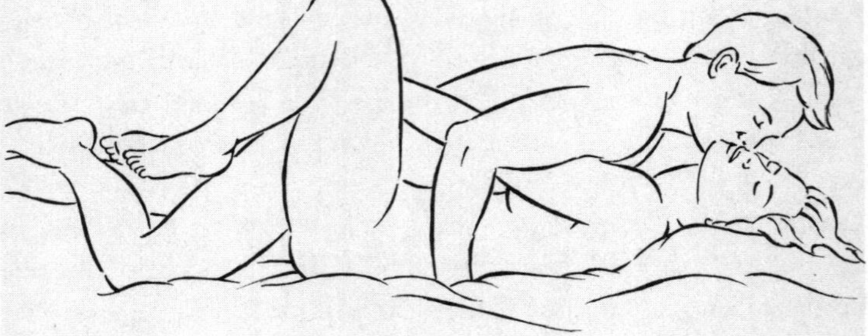

2 Missionarsstellung für Fortgeschrittene

So geht's: Auch hier liegt die Frau wie bei der klassischen Missionarsstellung (siehe Seite 15) auf dem Rücken, ihre Beine sind gespreizt, aber sie winkelt nun zusätzlich ihre Knie an. Der Mann legt sich bäuchlings auf sie und stützt sein Gewicht mit den Armen ab, dann dringt er in sie ein. Sobald er in ihr ist, stellt sie ihre Füße auf seinen Oberschenkeln oder Pobacken ab.

Für ihn: Zwar haben Sie bei dieser Stellung nicht ganz so viel Kontrolle wie bei der klassischen Missionarsstellung, doch können Sie viel tiefer in Ihre Partnerin eindringen, wenn sie die Beine anwinkelt. Je höher sie die Füße auf Ihrem Körper platziert, umso tiefer können Sie stoßen.

Für sie: Indem Sie Ihre Füße auf den Pobacken Ihres Partners abstellen, reibt sich sein Schambein an Ihrer Klitoris und sorgt somit für höchste Stimulation. Sie können Ihren Partner noch tiefer in sich aufnehmen, wenn Sie seine Stöße mit Ihren Füßen oder mit den Händen steuern. In dieser Stellung fühlt sich sein Penis besonders groß an.

Warnhinweis: Ist der Mann sehr schwer, kann diese Position für die Frau unangenehm sein. Dann sollte der Mann einen Teil seines Gewichts auf seine Arme (Hände und/oder Ellbogen) und seine Knie verlagern. Wahrscheinlich fühlen Sie sich beide wohler, wenn die Frau beim Sex oben ist oder wenn Sie Stellungen wählen, bei denen weniger Gewicht auf ihr lastet. Vorsicht ist geboten, wenn der Mann unter Rückenbeschwerden leidet: In diesem Fall sollte nicht so viel Druck auf die Pobacken ausgeübt werden.

Schwierigkeitsgrad: ●●○○○ (leicht)

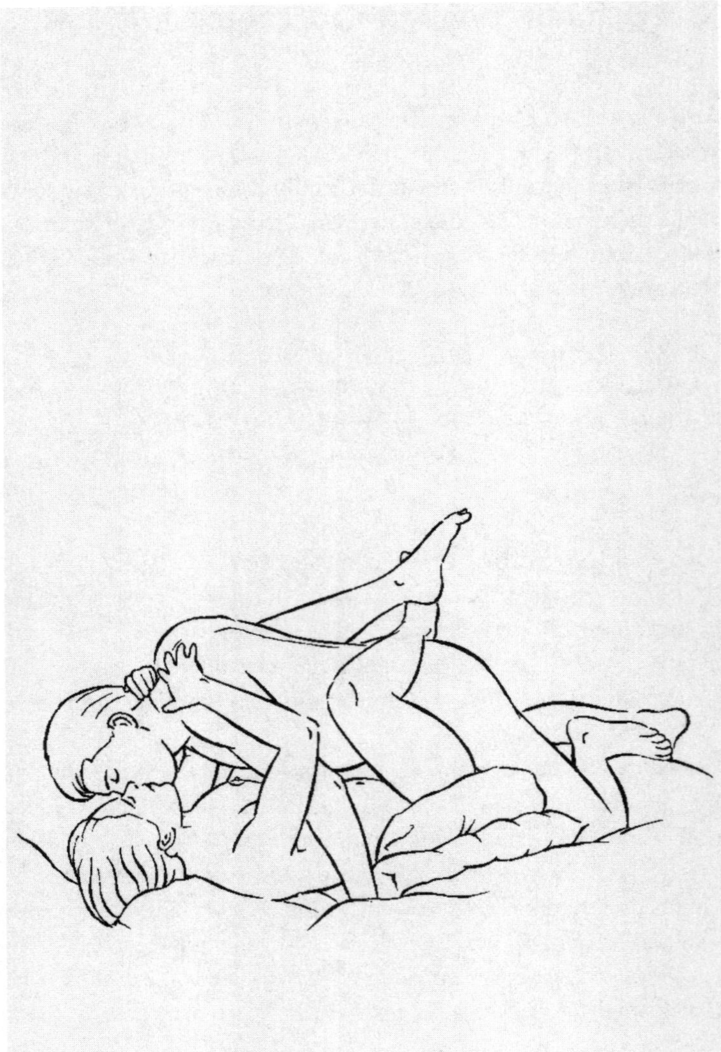

3 Die Sandwichstellung

So geht's: Die Sandwichstellung ist eine sehr schöne Variante der klassischen Missionarsstellung (siehe Seite 15). Die Frau liegt auf dem Rücken und spreizt die Beine mit angewinkelten Knien. Der Mann legt sich auf sie, stützt sich mit den Armen ab und dringt in sie ein. Dann schlingt die Frau ihre Beine um seinen Oberkörper.

Für ihn: Diese Position erlaubt ein sehr tiefes Eindringen und lässt die Vagina besonders eng erscheinen.

Für sie: In dieser Position haben Sie mehr Kontrolle über das Tempo als in der klassischen Missionarsstellung, denn Sie können Ihren Partner mit Ihren Schenkeln zu sich heranziehen. Da Ihre Klitoris sich am Schaft des Penis reibt, wird sie besonders gut stimuliert. Und wenn Ihr Partner nicht ganz so gut ausgestattet ist, fühlt sich sein Penis hier weitaus größer an, da Ihre Vagina in dieser Stellung enger wird.

Warnhinweis: Wiegt der Mann viel, dann kann die Sandwichstellung für die Frau unbequem sein. Der Mann sollte unbedingt Gewicht auf seine Arme (Hände und/oder Ellbogen) und seine Knie verlagern. Wahrscheinlich ist es für Sie beide angenehmer, wenn die Frau oben ist oder wenn Sie eine Stellung aussuchen, bei der weniger Gewicht auf ihr lastet. Vorsicht ist auch geboten, wenn der Mann besonders gut ausgestattet ist oder der Gebärmutterhals der Frau sehr empfindlich ist.

Schwierigkeitsgrad: ●●○○○ (leicht)

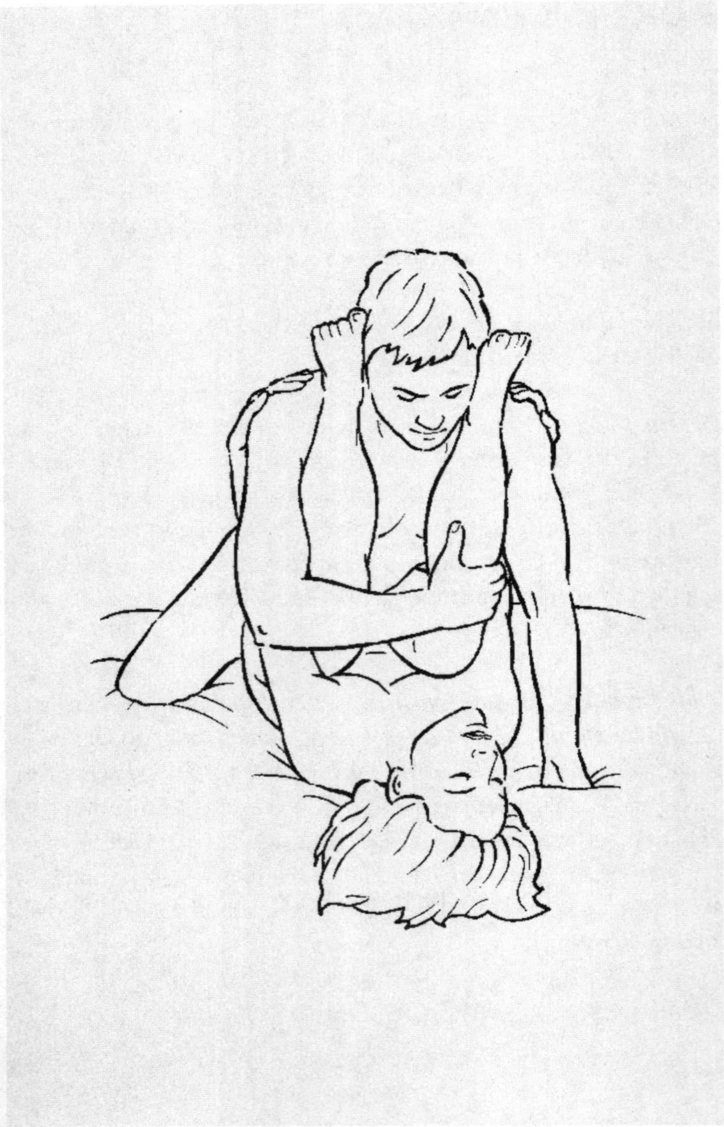

4 Innige Umarmung

So geht's: Die Frau liegt auf dem Rücken, die Knie sind zur Brust angewinkelt. Um diese Position besser zu halten, kann sie ihre Knie mit den Armen umklammern. Der Mann legt sich auf sie und dringt in sie ein, wobei er sein Gewicht mit den Armen abstützt. Noch bequemer wird es für die Frau, wenn sie ihre Füße auf seinen Schultern ablegt.

Für ihn: Diese Stellung erlaubt ein sehr tiefes Eindringen, zudem können Sie Ihrer Partnerin beim Liebesspiel tief in die Augen sehen.

Für sie: Bei dieser Stellung fühlt sich sein Penis besonders groß an, da sich die Vagina verengt. Außerdem hat er mehr Chancen, Ihren G-Punkt zu berühren. Wenn Ihr Partner kräftig genug ist, sein Gewicht mit nur einem Arm abzustützen, kann er – sofern Ihre Beinhaltung es zulässt – auch Ihre Brüste streicheln.

Warnhinweis: Der Sex in dieser Position kann der Frau Unbehagen bereiten, wenn der Mann sehr schwer oder sehr groß ist. Hilfreich ist es, wenn er einen Teil seines Gewichts auf seine Arme (Hände und/oder Ellbogen) und Knie verlagert. Vielleicht sollten Sie aber besser eine Position wählen, bei der die Frau oben ist oder weniger Gewicht zu tragen hat. Vorsicht ist auch geboten, wenn der Mann besonders gut ausgestattet oder der Gebärmutterhals der Frau sehr empfindlich ist.

Schwierigkeitsgrad: ●●○○○ (leicht)

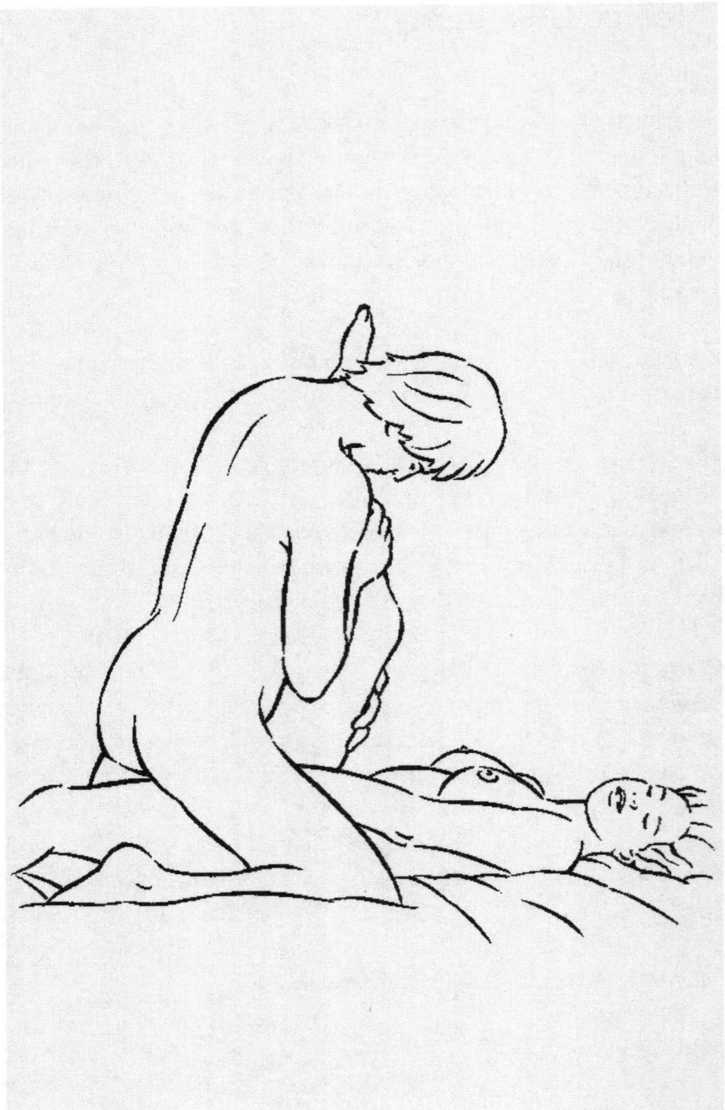

5 Im rechten Winkel

So geht's: Die Frau liegt auf dem Rücken, wobei sie ein Bein ausstreckt und das andere Bein so weit wie möglich hebt, um es auf seiner Schulter abzulegen. Der Mann kniet über ihrem ausgestreckten Bein und dringt in sie ein. Dabei kann er ihr Bein halten oder ihren Körper streicheln.

Für ihn: Diese Stellung ermöglicht tiefes Eindringen. Je höher Ihre Partnerin ihr Bein streckt, desto tiefer können Sie stoßen, da die Beinhaltung die Vagina weitet.

Für sie: Die Hände Ihres Partners sind in dieser Position frei, sodass er Ihre Brüste, Ihren Oberkörper und Ihre Klitoris streicheln kann. Bei dieser Stellung fühlt sich sein Penis sehr groß an, da die Vagina sich verengt und er tief eindringen kann. Außerdem ist die Wahrscheinlichkeit, dass er mit seinem Penis Ihren G-Punkt berührt, um einiges größer.

Variante: Für noch tiefere Penetration legt die Frau ihrem Partner beide Beine auf die Schultern. Dafür muss sie allerdings sehr gelenkig sein!

Warnhinweis: Wenn der Penis des Mannes sehr groß ist, sollte er sich möglichst langsam bewegen, bis er sicher sein kann, dass seine Partnerin sich dabei wohlfühlt. Die Frau sollte ihr Bein nur so weit strecken, wie es für sie angenehm ist. Verkrampfte und angespannte Muskeln tragen nicht gerade zum Vergnügen bei!

Schwierigkeitsgrad: ●●○○○ (leicht)

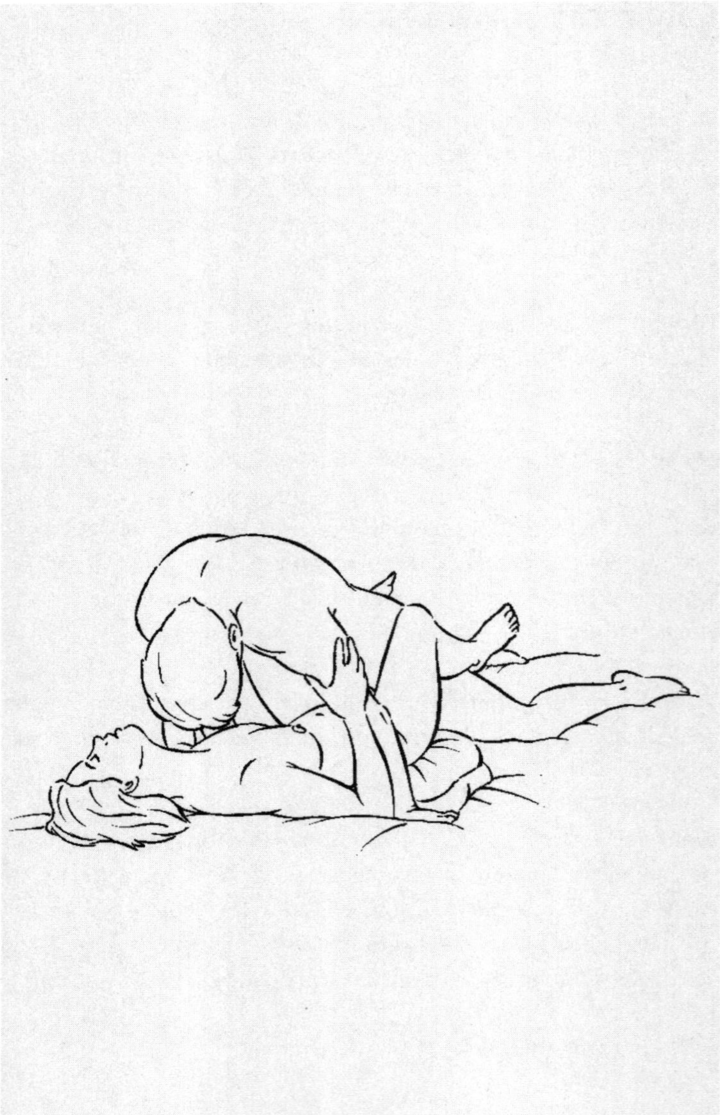

6 Erleichterte Missionarsstellung

So geht's: Die Frau legt sich auf den Rücken und schiebt ein Kissen unter ihre Hüften. Nun legt sich der Mann auf sie und dringt in sie ein. Wählen Sie unbedingt ein Kissen, das nicht zu weich ist, denn für eine optimale Stimulation sollten die Frau möglichst hoch liegen.

Für ihn: In dieser Position dringen Sie tief in Ihre Partnerin ein und können dabei sehr gut ihre Brüste streicheln und küssen.

Für sie: Indem Sie den Auflagewinkel Ihrer Hüften verändern, können Sie die Stimulation von Klitoris bzw. G-Punkt steuern. Der Penis Ihres Partners fühlt sich in dieser Position außerdem größer an.

Variation: Verändern Sie die Position des Kissens, um herauszufinden, in welcher Stellung die Frau optimal stimuliert wird. Womöglich entdecken Sie, dass zwei Kissen den Sex noch besser machen.

Warnhinweis: Wenn der Mann einen sehr großen Penis hat, sollte er sich zunächst nur langsam bewegen, bis er sicher ist, dass seine Partnerin die Penetration genießt.

Schwierigkeitsgrad: ●●○○○ (leicht)

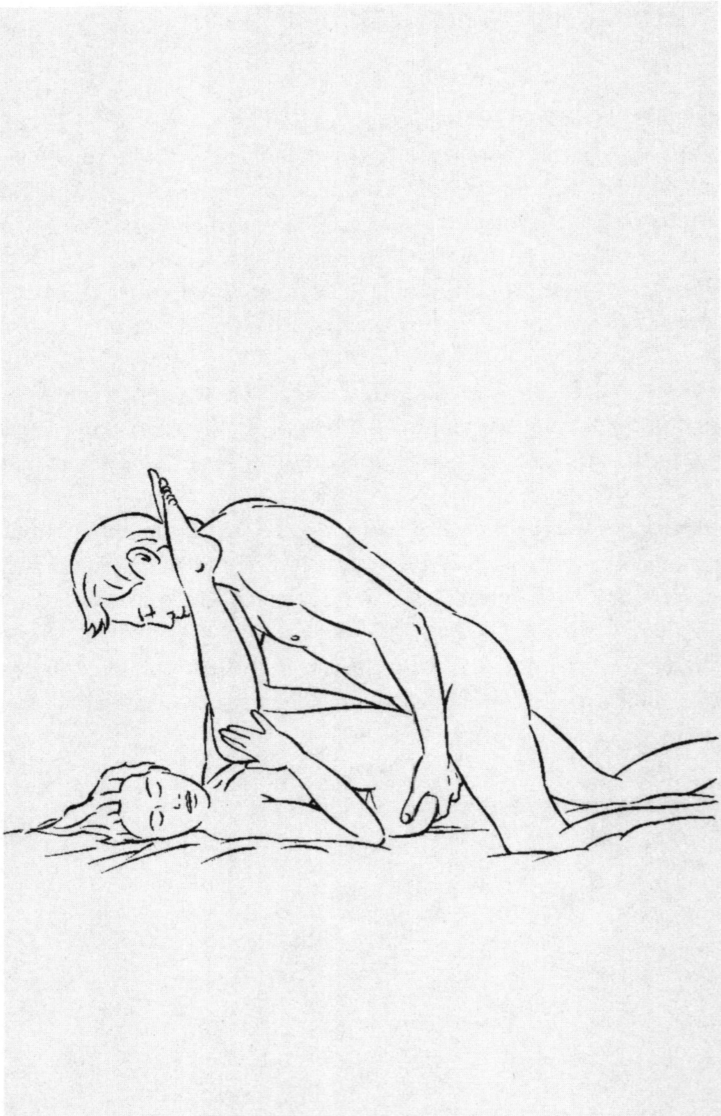

7 Hintern in die Höh'

So geht's: Die Frau liegt mit gespreizten Beinen auf dem Rücken. Dann schiebt der Mann seine Hände unter ihre Hüften und hebt diese an, bis er den optimalen Stoßwinkel gefunden hat, um ihren G-Punkt zu stimulieren. Dabei sollte auch er seine Beine spreizen, denn dies nimmt Druck von den Hoden und sie werden nicht zu stark eingeengt, um Lust zu empfinden. Die Frau legt ihre Beine schließlich auf seinen Schultern oder Armen ab.

Für ihn: Bei dieser Position dringen Sie in einem völlig anderen Winkel ein – was manchem Mann besonders zusagt. Vielen Männern gefällt auch die Aussicht auf die Genitalien ihrer Partnerin, da sie genau beobachten können, was sich dort abspielt – dies steigert die Erregung zusätzlich. Es ist wie ein ganz persönlicher Erotikfilm! Darüber hinaus geht die Penetration bei dieser Position sehr tief.

Für sie: Den Sex in dieser Stellung sollten Sie langsam angehen und genießen. Zwar ist die Position ziemlich anstrengend, doch lassen sich dabei die Klitoris und die Brüste sehr gut stimulieren. Auch fühlt sich der Penis des Partners besonders mächtig an.

Warnhinweis: Männer mit einem großen Penis sollten sich anfangs sehr behutsam bewegen und darauf achten, dass die Partnerin sich wohlfühlt.

Schwierigkeitsgrad: ●●●○○ (nicht ganz leicht)

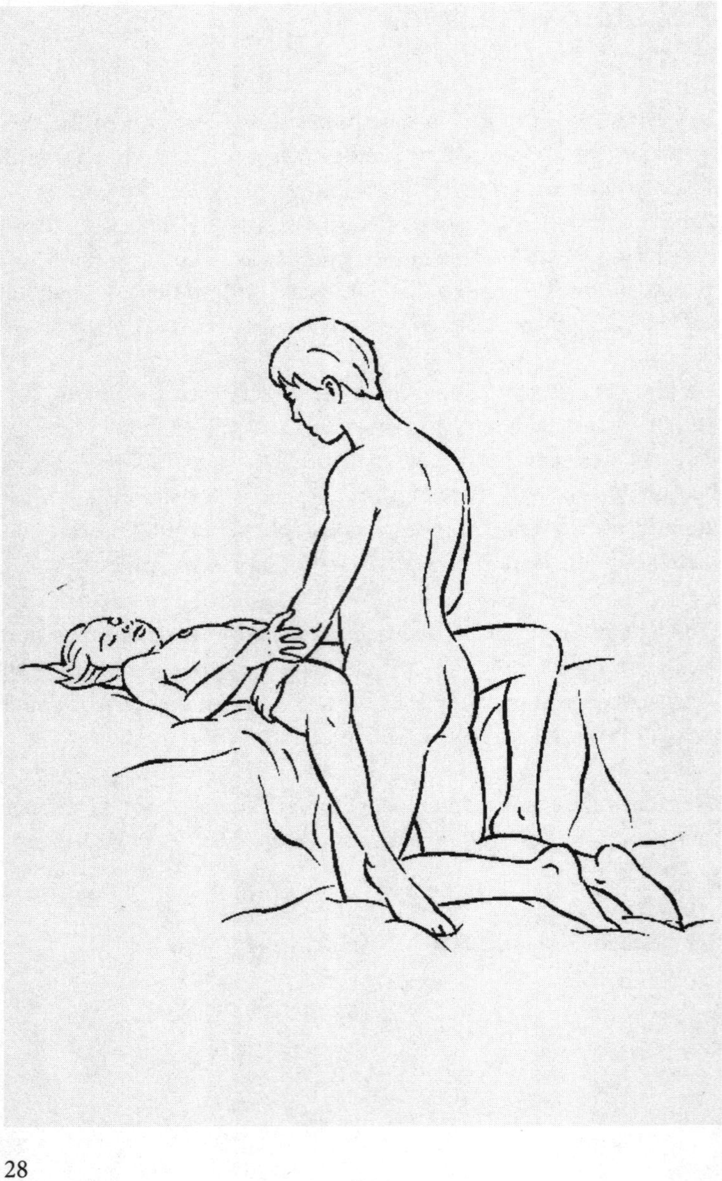

8 Tanz am Abgrund

So geht's: Die Frau liegt auf dem Rücken, während ihre Beine und Oberschenkel über die Kante des Betts, des Sofas, des Küchentischs, des Schreibtischs etc. herabhängen. Sie spreizt die Beine und setzt, wenn möglich, ihre Füße auf dem Boden ab. Der Mann steht oder kniet zwischen ihren Schenkeln und dringt in sie ein.

Für ihn: Beim Tanz am Abgrund dringen Sie tief ein und können bequem zustoßen. Ihnen bietet sich eine wunderbare Aussicht auf Ihre Partnerin, und sofern Sie es vor einem Spiegel tun, kann auch sie Ihnen sehr gut dabei zusehen. Brüste und Klitoris Ihrer Liebsten lassen sich dabei herrlich streicheln und liebkosen.

Für sie: Ihr Partner kann in dieser Stellung sehr gut Ihre Brüste und Klitoris stimulieren – und dasselbe gilt für Sie! Auch eignet sich diese Position großartig, um ein Sexspielzeug ins Spiel zu bringen. Benutzen Sie einen Vibrator, um Ihre Klitoris zu stimulieren, während Ihr Partner in Sie stößt.

Variation: Noch aufregender ist der Tanz am Abgrund, wenn der Mann sich auf die Frau legt und dabei ein Bein auf dem Boden belässt, während er sich mit dem Knie des anderen Beins auf dem Bett – oder wo auch immer Sie es tun – abstützt. Die Frau kann ihm dann ein Bein oder beide um die Hüften schlingen.

Warnhinweis: Ist der Mann besonders gut ausgestattet, sollte er sich langsam bewegen, bis er sicher weiß, dass seine Partnerin sich dabei wohlfühlt. Behutsamkeit ist auch ein Gebot, wenn die Frau Rückenbeschwerden hat, denn diese Position belastet den Rücken stark.

Schwierigkeitsgrad: ●●❍❍❍ (leicht)

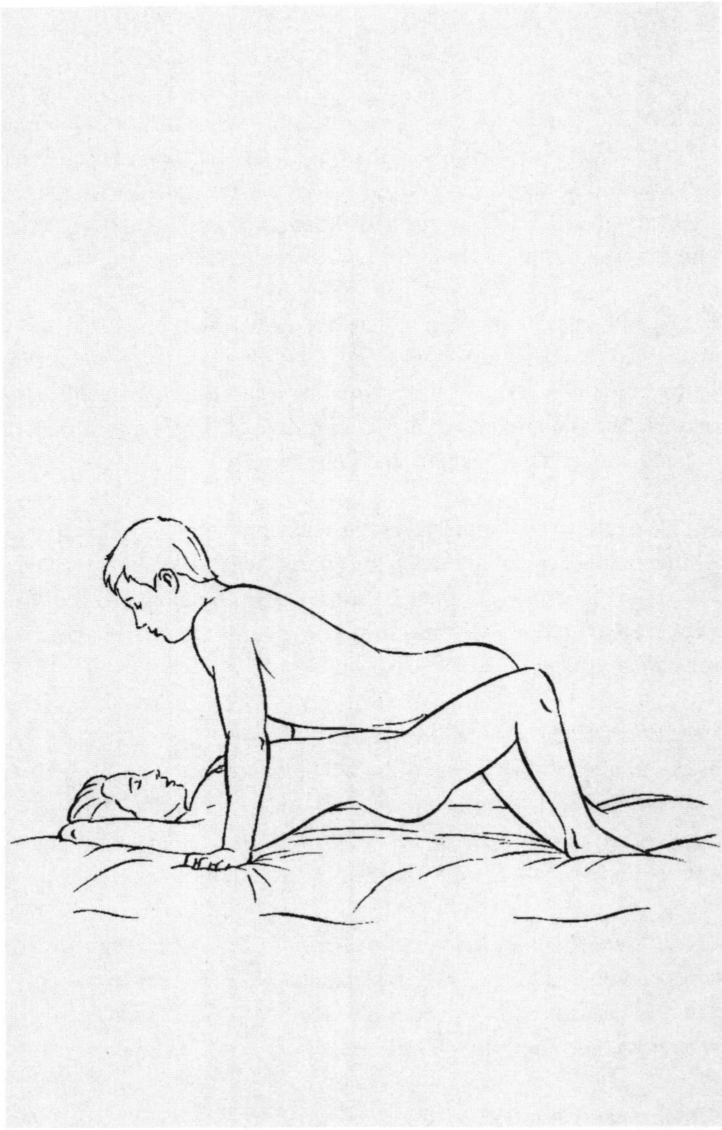

9 Froschsprünge

So geht's: Man beginnt zunächst in der Missionarsstellung (siehe Seite 15). Dann geht der Mann auf alle viere und die Frau hebt ihre Hüften, um seinem Penis zu folgen. Der Mann verharrt still, während die Frau von unten die Bewegungen steuert. Wenn Sie es sich zutrauen, können Sie es zunächst eine Zeit lang in der Missionarsstellung tun und sich dann beide gleichzeitig nach oben bewegen.

Für ihn: Beim Sex in dieser Stellung haben Sie einen schönen Blick auf Ihre Partnerin. Für die Frau ist es ein Leichtes, Ihre Hoden zu erreichen und sie zu streicheln, vorausgesetzt natürlich, Sie mögen das. Sie können sich entspannen und Ihre Partnerin dabei beobachten, wie sie das Tempo vorgibt!

Für sie: Bei dieser Position spannt sich Ihre Beckenbodenmuskulatur stark an, was die Wahrscheinlichkeit eines Orgasmus herrlich erhöht. Sie haben die Kontrolle über den Stoßwinkel, und sie können ihn so verändern, dass Ihre Klitoris zu Ihrer Zufriedenheit stimuliert wird. Ihr Partner kann außerdem ganz leicht Ihre Brüste liebkosen. Die Penetration ist nicht ganz so tief, sodass diese Stellung sich vor allem dann gut eignet, wenn sein Penis extrem groß ist oder Sie es nicht mögen, wenn man tief in sie eindringt.

Warnhinweis: Verzichten sollte man auf diese Stellung, wenn die Frau Rückenbeschwerden hat, denn die Wirbelsäule ist hier sehr starken Belastungen ausgesetzt. Zudem braucht die Frau viel Kraft in den Beinen, um die Position über längere Zeit zu halten.

Schwierigkeitsgrad: ●●●●○ (schwierig)

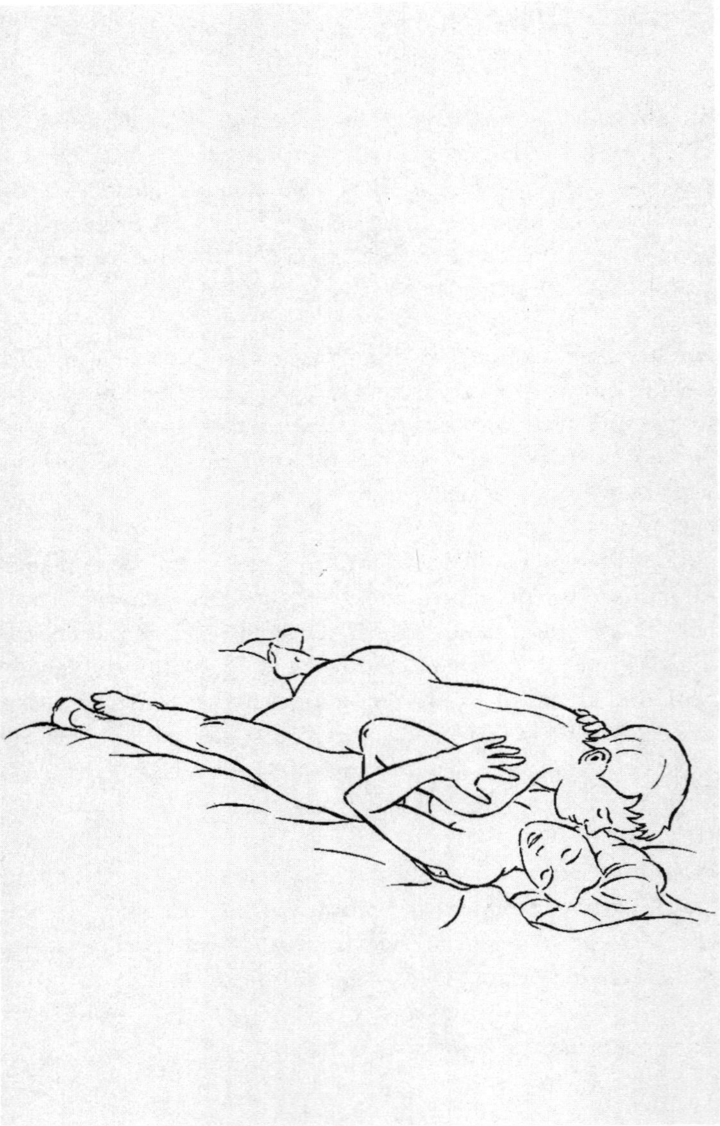

10 CAT

So geht's: Ausgangspunkt für CAT (Coital Alignment Technique) ist die Missionarsstellung (siehe Seite 15). Der Mann liegt mit seinem gesamten Körpergewicht auf der Frau. Dann bewegt er sich Richtung Gesicht der Partnerin, bis seine Hüften auf ihren liegen. Nun umschlingt die Frau ihn mit ihren Beinen, wobei diese gestreckt bleiben. Sie schiebt ihr Becken hoch, während der Mann sich aufwärts bewegt. Druck und Gegendruck wird ausgeübt, sodass sich beide im gleichen Rhythmus schaukeln. Wenn sich ein Orgasmus anbahnt, sollte man im gleichen Rhythmus weitermachen, statt an Tempo zuzulegen. So »kommt« der Orgasmus ganz natürlich.

Für ihn: Diese Position fühlt sich für den Mann weniger intensiv an als die klassische Missionarsstellung, doch Sie werden den Orgasmus der Partnerin um Ihren Penis deutlich besser spüren.

Für sie: CAT stimuliert Klitoris und G-Punkt gleichermaßen und gilt als gute Position für multiple Orgasmen.

Variation: Ein zusätzliches Gefühlserlebnis bieten Massageöl oder Gleitmittel, die einen verführerisch über den Körper des Partners gleiten lassen. Beim Verwenden von Öl achten Sie darauf, dass dieses nicht in die Intimzone gelangt, denn es kann das Material von Kondomen angreifen.

Warnhinweis: Mit einem schweren Partner ist diese Position für die Frau eventuell unangenehm. In diesem Fall sollte man eine Position wählen, bei der weniger Gewicht auf der Frau lastet – so haben Sie sicher beide mehr Spaß.

Schwierigkeitsgrad: ●●●○○ (nicht ganz leicht)

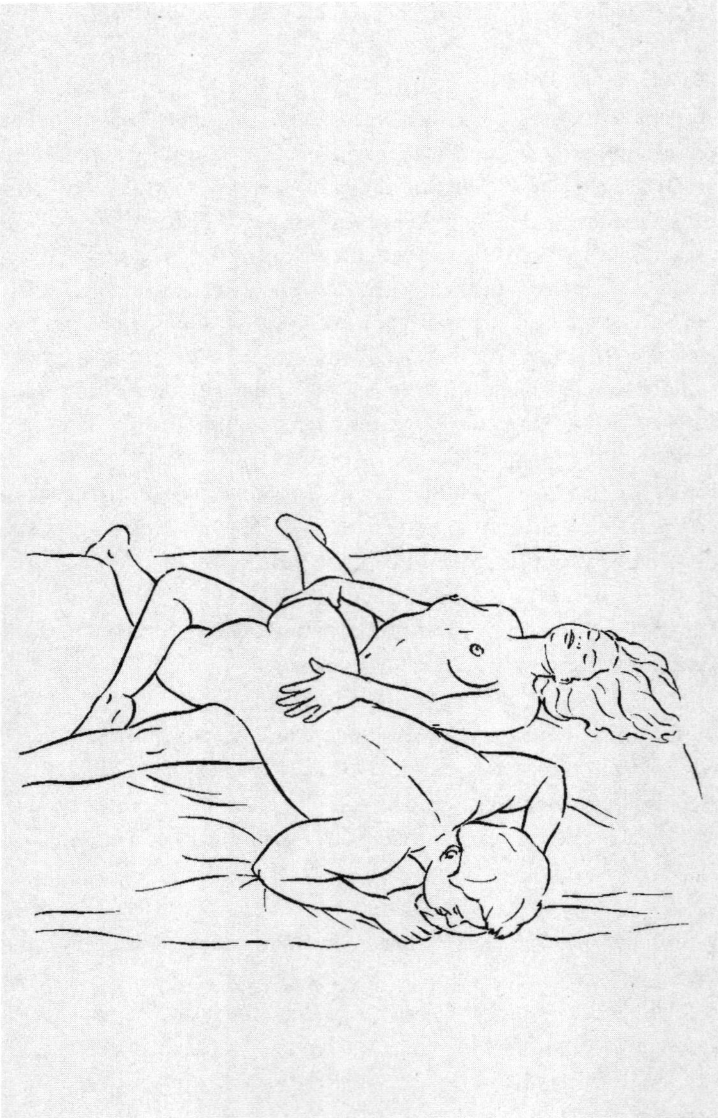

11 Das Martinskreuz

So geht's: Die Frau liegt auf dem Rücken, der Mann liegt im rechten Winkel auf ihr – gemeinsam bilden sie ein Kreuz. Die Frau schiebt ihr rechtes Bein zwischen seine Schenkel und legt es über seinen rechten Oberschenkel, dann dringt er in sie ein.

Für ihn: In dieser Position ist die Vagina der Frau besonders eng, sodass Ihr Penis intensiv stimuliert wird. Ihre Partnerin kann in dieser Stellung bequem Ihre Hoden erreichen und streicheln, sie kann das Perineum stimulieren oder Ihnen sogar bei Gefallen einen Finger in den After einführen, um die Prostata zu erregen.

Für sie: In dieser Position dringt der Mann nicht ganz so tief ein. Damit empfiehlt sich das Martinskreuz vor allem dann, wenn sein Penis besonders groß ist und Sie keine tiefe Penetration wünschen. Aufgrund des ungewöhnlichen Penetrationswinkels sollten Sie dennoch reichlich Gleitmittel verwenden. Im Martinskreuz ist Ihre Klitoris gut zu erreichen – Sie können sie mit der Hand stimulieren oder sie an seinen Schenkeln reiben. Sehr gut eignet sich diese Stellung auch, um ein Sexspielzeug einzusetzen; stimulieren Sie damit Ihre Klitoris, während Ihr Partner in Ihnen ist.

Warnhinweis: Verzichten Sie auf diese Stellung, wenn einer von Ihnen beiden Rückenbeschwerden hat. Auch kann sich das Martinskreuz unangenehm anfühlen, wenn der Mann besonders schwer ist. Eine Position, in der die Frau oben ist, empfinden Sie vermutlich beide als viel angenehmer.

Schwierigkeitsgrad: ●●●●○ (schwierig)

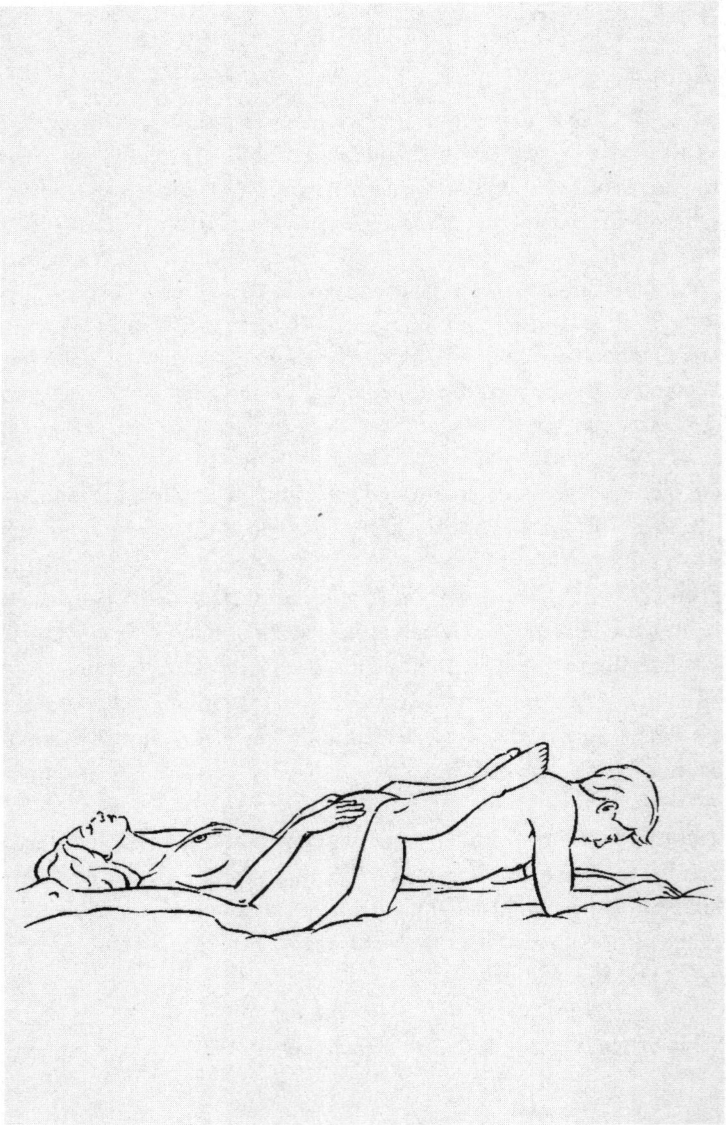

12 Das Kettenglied

So geht's: Die Frau liegt mit weit gespreizten Beinen auf dem Rücken, der Mann liegt mit dem Gesicht zu ihren Füßen auf ihr, während seine Füße neben Schultern und Kopf der Frau und seine Beine auf ihren Hüften ruhen. Die Frau legt ihre Beine auf seinen Rücken, dann stößt er rückwärts in sie. Für ein noch tieferes Eindringen kann sie ihn an den Hüften fassen und heranziehen.

Für ihn: Dank des ungewöhnlichen Penetrationswinkels werden Körperregionen stimuliert, die in anderen Stellungen außen vor bleiben! Ihre Partnerin kann bequem Ihre Hoden fassen, aber auch Perineum und After sind leicht zu erreichen – vorausgesetzt natürlich, Sie werden an diesen Stellen gerne berührt.

Für sie: Der außergewöhnliche Winkel bei dieser Stellung sorgt für eine optimale G-Punkt-Stimulation. Ein großer Penis fühlt sich kleiner an, sodass das Kettenglied sich besonders dann anbietet, wenn Ihr Partner recht gut ausgestattet ist.

Warnhinweis: Für Frauen mit schweren Partnern kann diese Position unbequem sein. In diesem Fall sollte der Mann einen Teil seines Körpergewichts auf seine Arme (Hände und/oder Ellbogen) verlagern. Womöglich ist es für ein Paar besser, gleich Positionen zu wählen, bei denen die Frau oben ist oder weniger Gewicht zu traqen hat. Nehmen Sie sich für das Kettenglied Zeit und achten Sie darauf, dass der Penis nicht zu weit nach hinten gedehnt wird!

Schwierigkeitsgrad: ●●●●○ (schwierig)

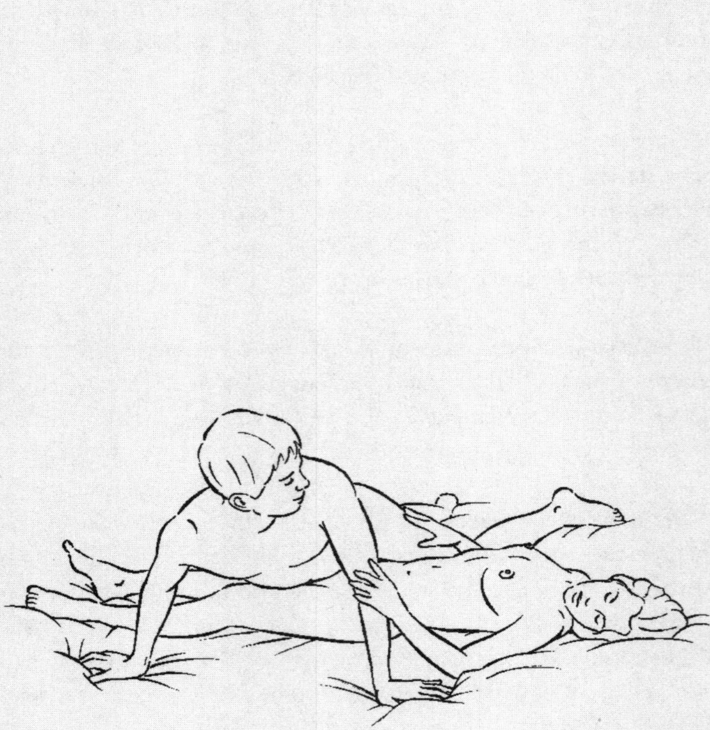

13 Rund um die Uhr I

So geht's: Beginnen Sie in der Missionarsstellung (siehe Seite 15), bis Sie beide ausreichend erregt sind. Dann stützt sich der Mann mit den Händen ab und dreht sich um 90 Grad. Er penetriert seine Partnerin in dieser Position, bis er sich anschließend um weitere 90 Grad dreht, sodass seine Füße neben ihrem Kopf liegen. Er bewegt sich eine Zeit lang in ihr, dann dreht er sich abermals um 90 Grad und nach einer Weile nochmals, bis er zurück in der Ausgangsstellung, der Missionarsstellung, ist.

Für ihn: Da sich der Penetrationswinkel immer wieder ändert, werden ganz unterschiedliche Bereiche Ihres Penis stimuliert.

Für sie: In dieser Position wird Ihr G-Punkt optimal stimuliert, und dank der verschiedenen Penetrationswinkel entdecken Sie ganz neue erogene Zonen!

Warnhinweis: Rund um die Uhr ist eine anspruchsvolle Stellung. Schweren Männern empfiehlt sie sich weniger. Zudem benötigt der Mann ausgesprochen viel Kraft in den Armen, um das Drehen zu meistern. Überstürzen Sie nichts und lassen Sie sich Zeit, denn der Penis sollte nicht zu weit nach hinten gedehnt werden.

Schwierigkeitsgrad: ●●●●● (äußerst schwierig)

II Frau oben

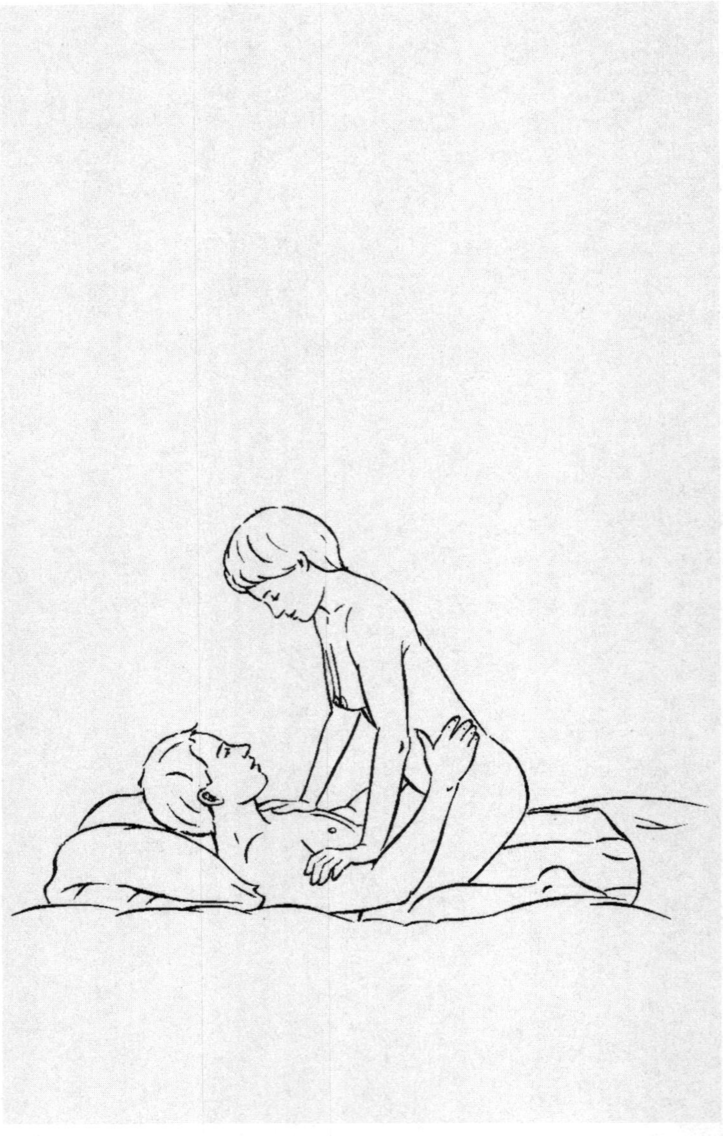

14 Easy Rider I

So geht's: Der Mann liegt auf dem Rücken, die Frau setzt sich auf ihn. Dabei beugt sie sich nach vorne, stützt sich mit den Händen ab und reitet auf ihm.

Für ihn: In dieser Position braucht der Mann für gewöhnlich länger, bis er zum Orgasmus kommt. Daher empfiehlt sich Easy Rider besonders dann, wenn man sich Zeit lassen will. Um tiefer zu penetrieren, können Sie Ihrer Partnerin mit dem Becken entgegenkommen, doch Sie dringen auch so schon sehr tief ein.

Für sie: Der große Pluspunkt dieser Stellung ist, dass Ihre Klitoris sehr intensiv stimuliert wird. Je mehr Sie sich nach vorne neigen, desto besser! Der Mann ist bei Easy Rider in seiner Bewegungsfreiheit stark eingeschränkt. Wenn Sie möchten, können Sie diese Tatsache noch weiter ausreizen, indem Sie während des Sex seine Arme festhalten oder ans Bett fesseln. In dieser Position bestimmen Sie sowohl das Tempo als auch die Tiefe – und wenn Ihnen der Sex sonst nicht lange genug dauert, mit Easy Rider schaffen Sie Abhilfe, indem Sie Ihren Partner nicht allzu tief eindringen lassen und ihn in Ihrem eigenen Rhythmus lieben.

Schwierigkeitsgrad: ●○○○○ (ganz leicht)

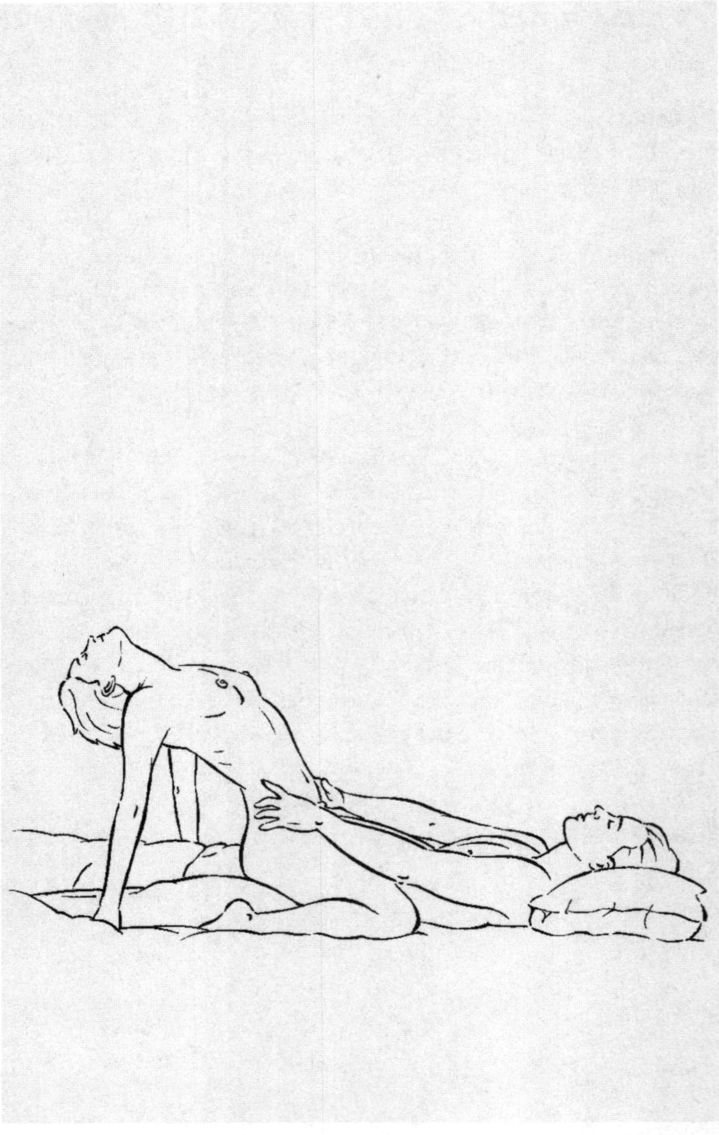

15 Easy Rider II

So geht's: Der Mann liegt auf dem Rücken, während sie sich Gesicht zu Gesicht auf ihn setzt. Sobald er in sie eingedrungen ist, lehnt sie sich mit dem Oberkörper nach hinten und stützt sich mit beiden Armen ab.

Für ihn: Sie brauchen in dieser Position wahrscheinlich etwas länger, um zum Orgasmus zu kommen, daher empfiehlt sich diese Stellung besonders dann, wenn man sich Zeit nehmen will. Für ein noch tieferes Eindringen können Sie Ihrer Partnerin mit dem Becken entgegenkommen. Ihre Partnerin kann in dieser Position auch sehr gut Ihre Hoden streicheln.

Für sie: In dieser Position haben Sie die absolute Kontrolle! Sie allein bestimmen über das Tempo und die Tiefe des Eindringens. Der durch das Zurücklehnen entstehende Winkel optimiert die Stimulation des G-Punkts. Außerdem kann Ihr Partner wunderbar Ihre Klitoris stimulieren.

Warnhinweis: Unangenehm kann diese Stellung für die Frau werden, wenn ihr Partner einen sehr großen Penis hat oder wenn ihr Gebärmutterhals besonders empfindlich ist.

Schwierigkeitsgrad: ●●○○○ (leicht)

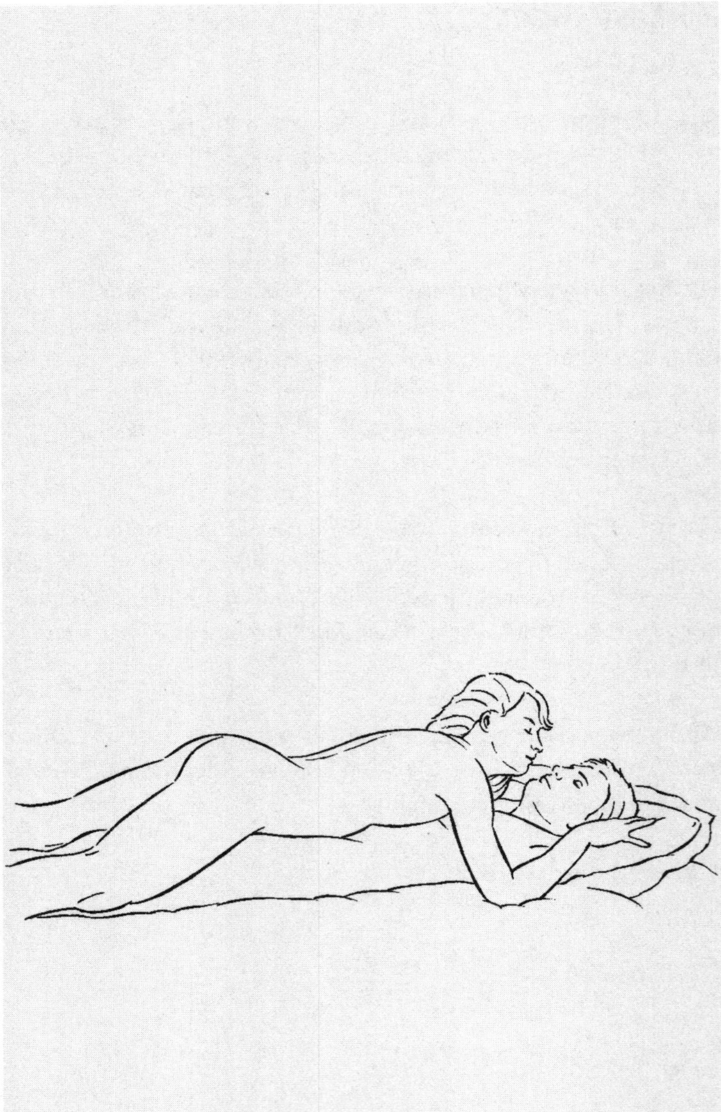

16 CAT verkehrt

So geht's: Beginnen Sie CAT verkehrt (Coital Alignment Technique) in der klassischen Reiterstellung (siehe Easy Rider I, Seite 43). Sobald der Mann eingedrungen ist, lehnt sich die Frau langsam so weit nach vorne, bis sie vollständig auf ihm liegt. Schließlich bewegt sie ihren gesamten Körper vor und zurück und reibt sich an seinem Körper, wobei sie das Tempo vorgibt.

Für ihn: Eine ausgesprochen sinnliche Stellung, bei der Sie fühlen, wie sich die Brüste Ihrer Partnerin an Ihnen reiben. Optimal ist diese Position, wenn Ihr Penis recht groß ist, da Ihre Partnerin hier über die Tiefe des Eindringens bestimmt. Wenn Ihre Partnerin ihre Beine nicht so weit spreizt, fühlt sich ihre Vagina noch enger an.

Für sie: Wenn Sie sich sanft auf ihm wiegen und Ihr Becken kreisen lassen, werden Klitoris und äußerer Intimbereich wunderbar stimuliert, während sein Penis dies im Inneren der Vagina übernimmt. Bei dieser Stellung werden Ihre Oberschenkel nicht ganz so stark belastet wie bei den klassischen Reiterstellungen.

Warnhinweis: Nicht ganz so bequem ist diese Stellung für den Mann, wenn die Frau besonders schwer ist. In diesem Fall sollte sie einen Teil ihres Körpergewichts auf Arme oder Knie verlagern. Am angenehmsten für beide Partner ist wahrscheinlich eine Position, bei der der Mann oben ist oder bei der er von der Seite eindringt.

Schwierigkeitsgrad: ●●❍❍❍ (leicht)

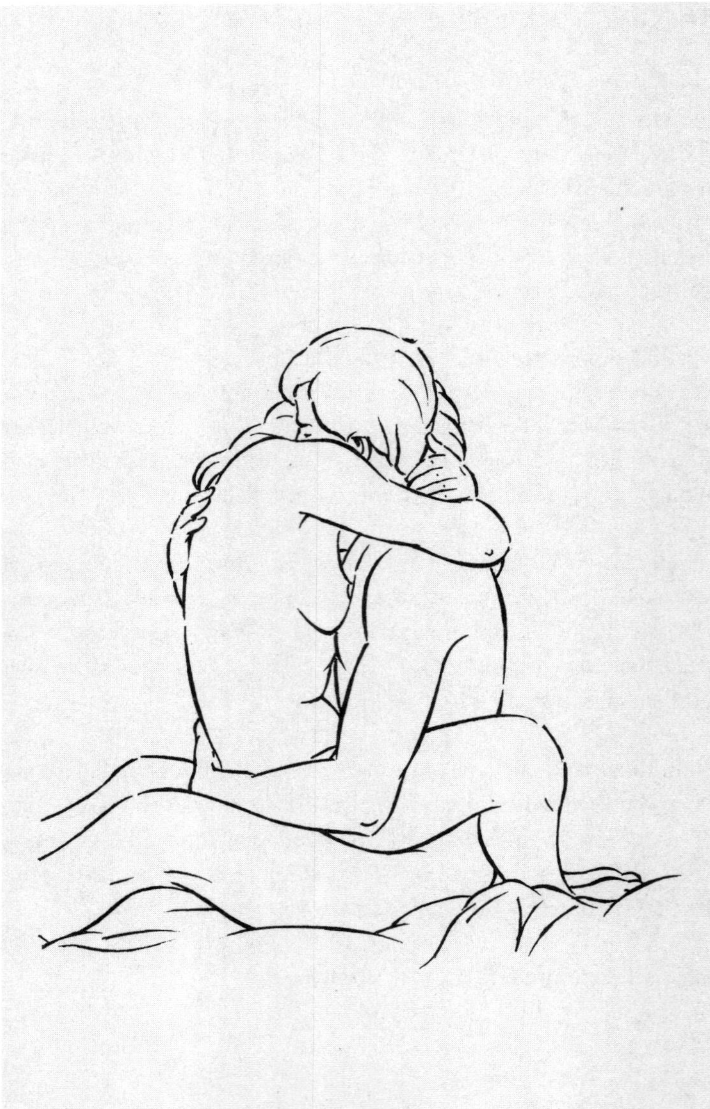

17 Rock 'n' Roll

So geht's: Sie beginnen in der klassischen Reiterstellung (siehe Easy Rider I, Seite 43). Dann stemmt sich der Mann gemächlich in eine sitzende Position und umarmt seine Partnerin. Sie legt ihre Arme ebenfalls um seinen Körper und schlingt ihre Beine um seine Hüften. Nun schaukelt sie sich zum Orgasmus, wobei er seine Hüften kreisen lässt.

Für ihn: Bei Rock 'n' Roll dringen Sie sehr tief ein. Sie können bequem die Brüste und den Rücken Ihrer Partnerin erreichen und streicheln. Wenn Ihre Brustwarzen sehr sensibel sind, kann Ihre Partnerin sie gut liebkosen.

Für sie: In dieser Position wird Ihr G-Punkt wunderbar stimuliert. Wenn Sie sich langsam von der Ausgangsstellung in die Endposition bewegen, werden Sie wahrscheinlich feststellen, dass erogene Zonen angesprochen werden, von deren Existenz Sie bisher noch nicht einmal wussten!

Warnhinweis: Falls einer von Ihnen Rückenbeschwerden hat, sollten Sie auf diese Position besser verzichten. Geben Sie auch acht, wenn Sie diese Position im Bett ausprobieren – Sie könnten das Gleichgewicht verlieren und stürzen, sollten Sie es gar zu heftig treiben. Üben Sie am besten zunächst auf dem Boden, bis Sie den Dreh raushaben.

Schwierigkeitsgrad: ●●●●○ (schwierig)

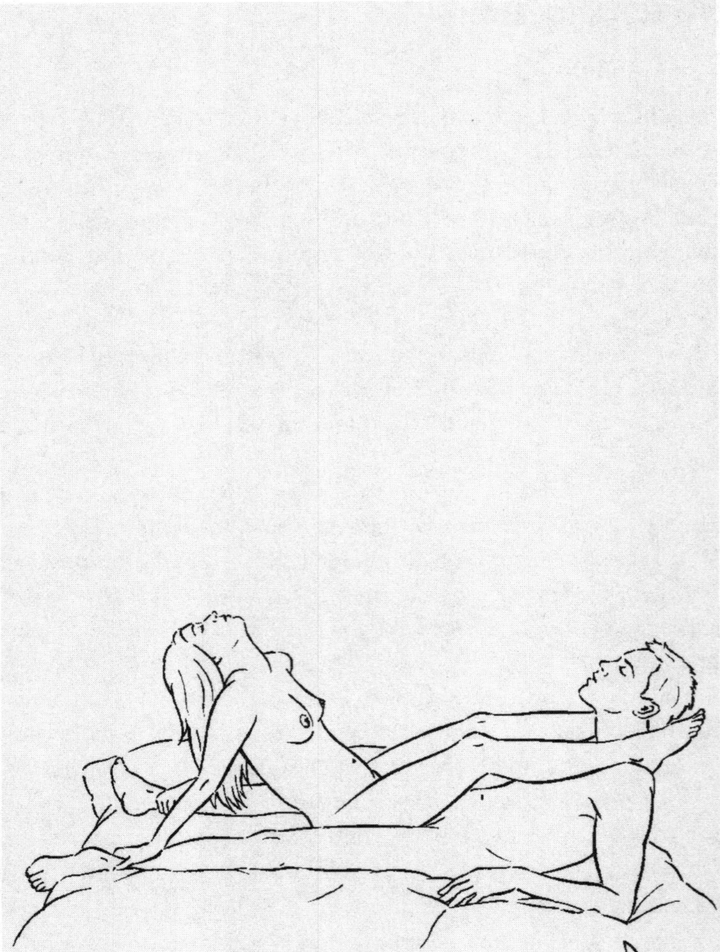

18 Der Liegestuhl

So geht's: Die Frau sitzt mit dem Gesicht zu ihrem Partner, und er dringt in sie ein. Dann legt sie ihre Beine auf seine Schultern, lehnt sich zurück und stützt sich mit den Händen ab. Das Tempo bestimmt in dieser Position der Mann.

Für ihn: Der Liegestuhl erlaubt eine besonders tiefe Penetration – je weiter Ihre Partnerin sich zurücklehnt, desto tiefer können Sie eindringen. Außerdem bietet sich Ihnen ein reizvoller Ausblick auf den Intimbereich Ihrer Gefährtin.

Für sie: Wenn sich Ihr Partner zurücklehnt, wird sein Penis gegen Ihren G-Punkt gedrückt, woran Sie mit Sicherheit viel Freude haben werden. Auch kann Ihr Partner in dieser Position Ihre Brüste und Ihre Klitoris streicheln. Sollten Sie es mögen, wenn sich der Penis Ihres Partners richtig groß anfühlt, dann liegen Sie mit dieser Position genau richtig.

Variante: Wenn Ihr Partner sich aus der sitzenden Position nach und nach zurücklehnt, können Sie den Winkel ausfindig machen, der sich für Sie beide am besten anfühlt. Der Mann kann zusätzlich Hüften oder Pobacken der Frau mit den Händen umfassen, um sie an sich heranzuziehen, während er in sie stößt.

Warnhinweis: Bei Rückenbeschwerden sollten Sie auf diese Position besser verzichten. Vorsicht ist auch geboten, wenn man es in dieser Stellung auf dem Bett treibt: Man kann leicht das Gleichgewicht verlieren und stürzen! Bewegen Sie sich ganz langsam, bis Sie Ihren Rhythmus gefunden haben.

Schwierigkeitsgrad: ●●●●○ (schwierig)

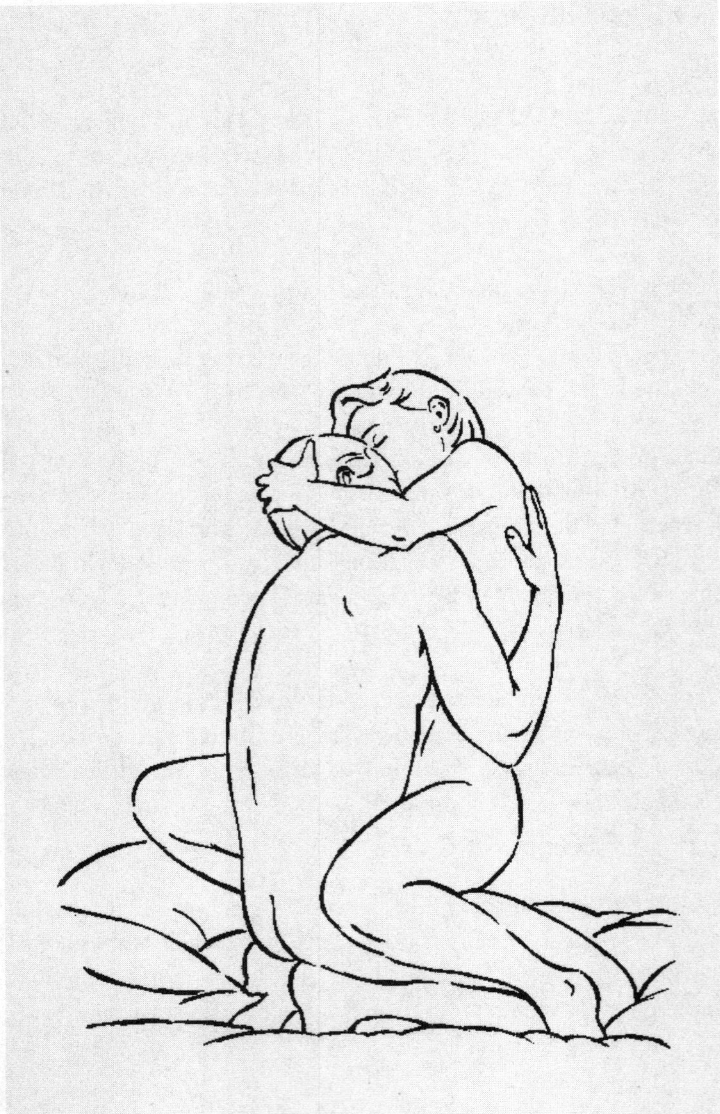

19 Erhöhter Kniesitz

So geht's: Der Mann kniet, und die Frau setzt sich mit gespreizten Beinen auf ihn, die Knie gebeugt. Dabei kann sie sich mit einem Arm oder mit beiden Armen abstützen oder sich an ihrem Partner festhalten. Der Mann hat hier die Kontrolle über seine Stöße, und gleichzeitig kann er die Hüften seiner Partnerin umfassen oder ihren gesamten Körper streicheln.

Für ihn: Sie können den Winkel, in dem Ihr Penis in die Vagina Ihrer Partnerin stößt, so wählen, wie es für Sie am schönsten ist. Dabei bietet sich Ihnen ein wunderbarer Blick auf die Brüste Ihrer Partnerin, und Sie haben herrlich Gelegenheit, sie zu liebkosen.

Für sie: In dieser knienden Position wird Ihre Klitoris optimal stimuliert, denn Sie können sie sehr schön am Körper Ihres Partners reiben. Knicken Sie in den Hüften ein, wird zusätzlich Ihr G-Punkt stimuliert.

Warnhinweis: Für die Frau ist diese Position mitunter unangenehm, wenn der Mann besonders gut ausgestattet ist oder wenn ihr Gebärmutterhals sehr empfindlich ist. Auch mit einer sehr großen Frau kann diese Stellung schwierig sein.

Schwierigkeitsgrad: ●●●●○ (schwierig)

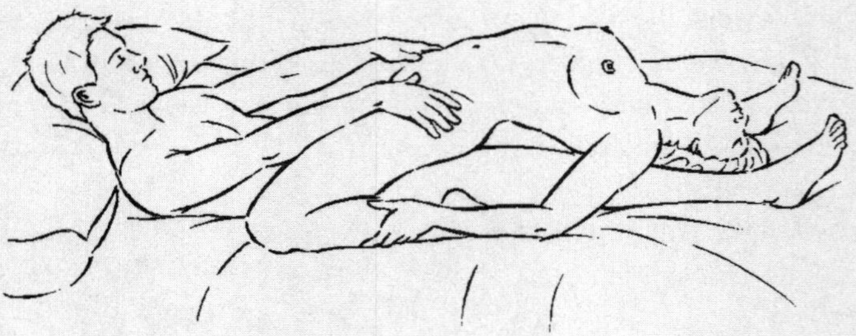

20 Hals über Kopf

So geht's: Zunächst begibt sich die Frau in die klassische Reiterposition (siehe Easy Rider I, Seite 43). Dann beugt sie sich so weit nach hinten unten, bis ihr Kopf zwischen seinen Beinen ruht. Noch aufregender wird es, wenn sie sich so hinlegt, dass ihr Kopf über den Rand des Bettes nach unten hängt. Nun umfasst der Mann die Hüften seiner Partnerin und stößt in sie.

Für ihn: Der ungewöhnliche Penetrationswinkel bewirkt, dass andere Bereiche Ihres Penis stimuliert werden als bei herkömmlichen Reiterpositionen. Zusätzlich kann Ihre Partnerin eine Hand unter ihren Rücken schieben und Ihre Hoden streicheln. Doch sollte sie zunächst die Stellung ausbalanciert haben, damit sie nicht aus dem Gleichgewicht gerät.

Für sie: Hals über Kopf ist eine Position, die sich wunderbar zur G-Punkt-Stimulation eignet. Außerdem ist Ihre Klitoris so gut zugänglich, dass entweder Ihr Partner oder Sie selbst hier noch zusätzlich Hand anlegen können. Hinzu kommt, dass viel Blut in Ihren Kopf fließt, was Frauen häufig als sehr erregend empfinden.

Warnhinweis: Manchen Frauen wird schwindelig, wenn viel Blut in den Kopf fließt. Darum sollten Sie langsam vorgehen und sofort aufhören, wenn ein Schwindelgefühl auftritt. Bewegen Sie sich in dieser Position vorsichtig, bis Sie den Winkel gefunden haben, der sich für Sie beide am besten anfühlt. Achten Sie auch darauf, dass der Penis nicht zu weit nach hinten gedehnt wird! Um diese Stellung zu meistern, muss die Frau allerdings sehr biegsam sein.

Schwierigkeitsgrad: ●●●●○ (schwierig)

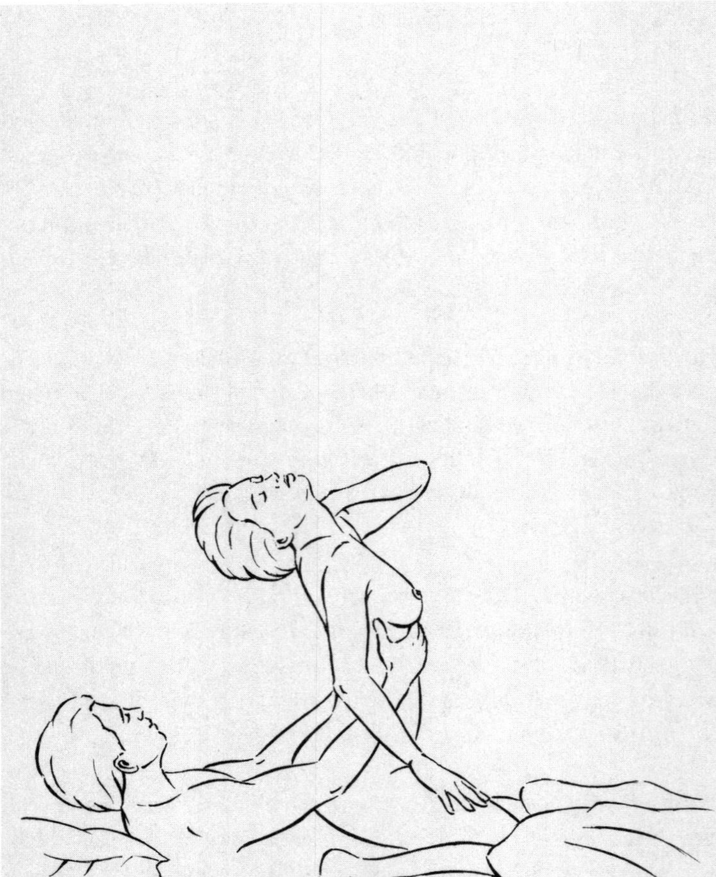

21 Die verirrte Reiterin

So geht's: Die Frau sitzt rittlings auf dem Mann, jedoch mit dem Rücken zu ihm, Blick in Richtung seiner Füße. Sie kann ihre Hände auf seine Knie legen oder sich seitlich an ihm festhalten.

Für ihn: Die Pobacken Ihrer Partnerin sind mit Sicherheit ein besonders erregender Anblick, und Sie können sehr gut ihren Rücken, ihren Nacken oder ihre Brüste streicheln. Ihre Partnerin kann währenddessen Ihre Hoden und Ihr Perineum stimulieren.

Für sie: In dieser Position wird der G-Punkt sehr schön stimuliert. Gleichzeitig kann Ihr Partner beinahe Ihren gesamten Körper streicheln und verwöhnen. Der Penetrationswinkel lässt sich nach Belieben variieren, indem Sie sich weiter nach vorne oder hinten beugen.

Variante: Wenn Sie beide anale Stimulation mögen, macht es Ihnen diese Position leicht, ein Sexspielzeug einzubeziehen – ganz gleich, ob es an ihr angewendet wird oder an ihm.

Warnhinweis: Bewegen Sie sich langsam, bis Sie den Winkel gefunden haben, der Ihnen beiden am meisten zusagt. Geben Sie aber vor allem acht, dass der Penis nicht zu weit nach hinten gedehnt wird!

Schwierigkeitsgrad: ●●●○○ (nicht ganz leicht)

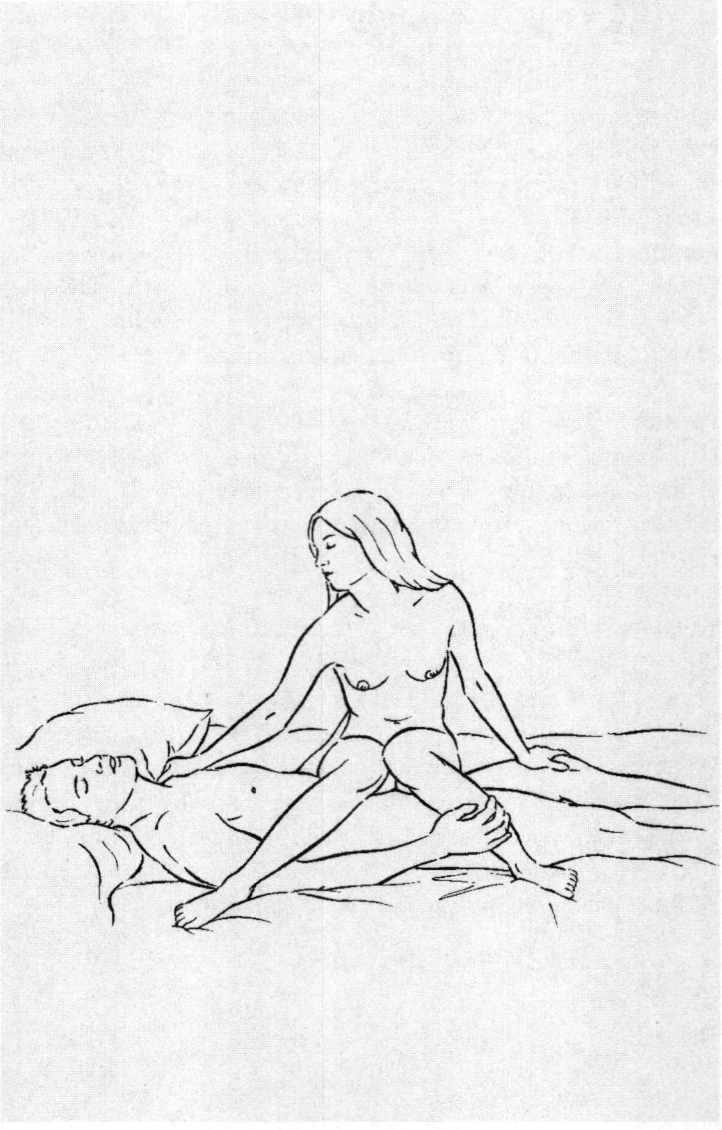

22 Rund um die Uhr II

So geht's: Gehen Sie in die klassische Reiterposition (siehe Easy Rider I, Seite 43). Sobald die Frau sich feucht genug fühlt, vollzieht sie eine Drehung um 90 Grad. Der Penis des Partners bleibt dabei in ihr. Dann dreht sie sich um weitere 90 Grad, sodass sie mit dem Rücken zu ihm sitzt. Sie setzt die Drehungen fort, wobei sie nach und nach an Tempo zulegt.

Für ihn: In dieser Stellung fühlt sich Ihr Penis besonders groß an, und sämtliche Bereiche Ihres Gliedes werden stimuliert. Ihre Partnerin kann gleichzeitig Ihre Hoden streicheln.

Für sie: Rund um die Uhr II stimuliert wirklich alle erogenen Zonen im Inneren der Vagina, vom G-Punkt über den A-Punkt (Anterior Fornix, befindet sich zwischen G-Punkt und Gebärmutterhals) bis hin zur Klitoris. Mit Sicherheit werden Sie und Ihr Partner ganz neue Lusterfahrungen machen!

Warnhinweis: Diese Position verlangt Ihnen einiges ab, also probieren Sie die Stellung nur aus, wenn Sie sich mit Ihrem Partner absolut wohl und vertraut fühlen – es kommt tatsächlich schon einmal vor, dass die Frau das Gleichgewicht verliert und abstürzt. In einem solchen Fall entspannt es die Situation, wenn man gemeinsam darüber lachen kann, statt sich zu schämen. Bewegen Sie sich behutsam, bis Sie den Winkel gefunden haben, der Ihnen beiden am schönsten erscheint. Geben Sie acht, dass der Penis nicht zu weit nach hinten gedehnt wird!

Schwierigkeitsgrad: ●●●●● (äußerst schwierig)

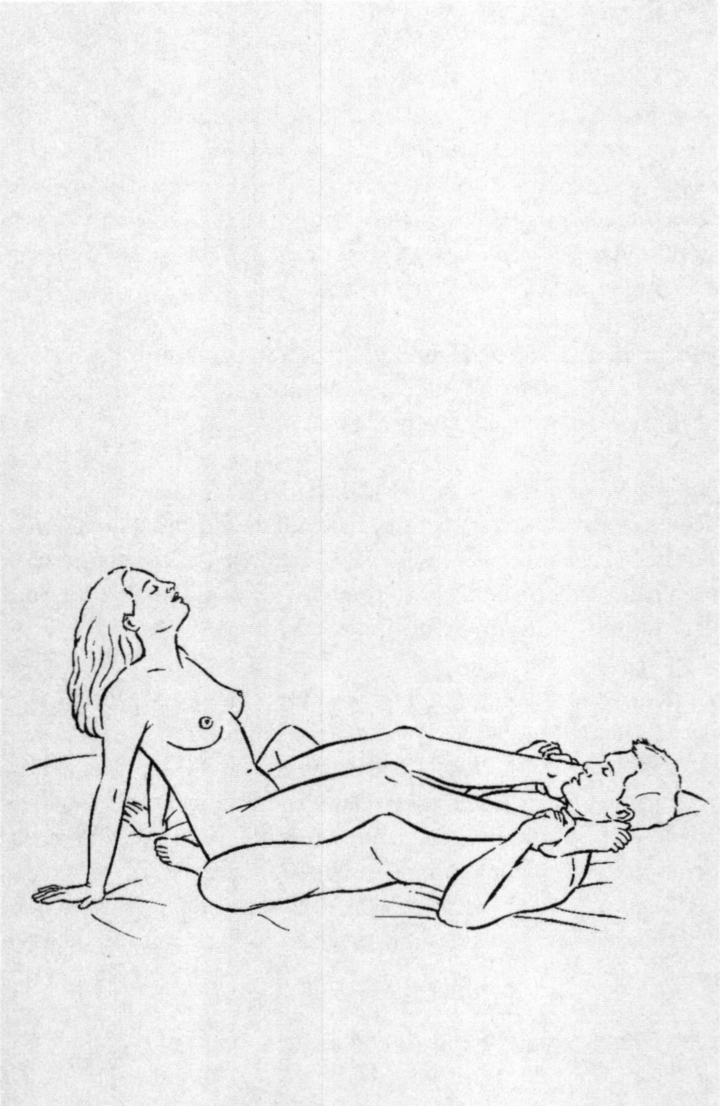

23 Der Fußfetischist

So geht's: Der Mann liegt auf dem Rücken. Er beugt seine Knie und legt sie zur Seite ab. Seine Fußsohlen berühren sich. Dann setzt sich die Frau auf seine Füße und lehnt sich ein Stück nach hinten, um sich mit den Armen abzustützen. Mithilfe seiner Füße schiebt er sie nun auf seinen Penis.

Für ihn: Indem Sie Ihre Füße vor- und zurückbewegen, kontrollieren und steuern Sie die Stöße. Diese konstante, aber sanfte Stimulation hilft Ihnen, den Höhepunkt länger hinauszuzögern.

Für sie: Diese Stellung ähnelt einer tantrischen Sexualpraktik und bietet Ihnen und Ihrem Partner viel Raum, Ihre Brüste und andere Körperregionen ausgiebig zu stimulieren. Wenn die Füße zu Ihren erogenen Zonen zählen, ist dies die optimale Position, denn Ihr Partner kann sie während des Liebesaktes küssen und liebkosen.

Warnhinweis: Diese Position ist nicht ganz einfach, deshalb sollten Sie sich am Fußfetischisten nur dann versuchen, wenn Sie sich mit Ihrem Partner absolut wohl und vertraut fühlen. Es kann leicht geschehen, dass die Frau das Gleichgewicht verliert und abrutscht. In diesem Fall sollten Sie gemeinsam darüber lachen können, statt die Situation als peinlich zu empfinden. Beginnen Sie mit dem Sex in dieser Stellung langsam, bis Sie den Winkel gefunden haben, der Ihnen beiden am besten gefällt. Die Frau sollte darauf vorbereitet sein, sich schnell vom Mann zu lösen, sollte er einen Krampf bekommen!

Schwierigkeitsgrad: ●●●●● (äußerst schwierig)

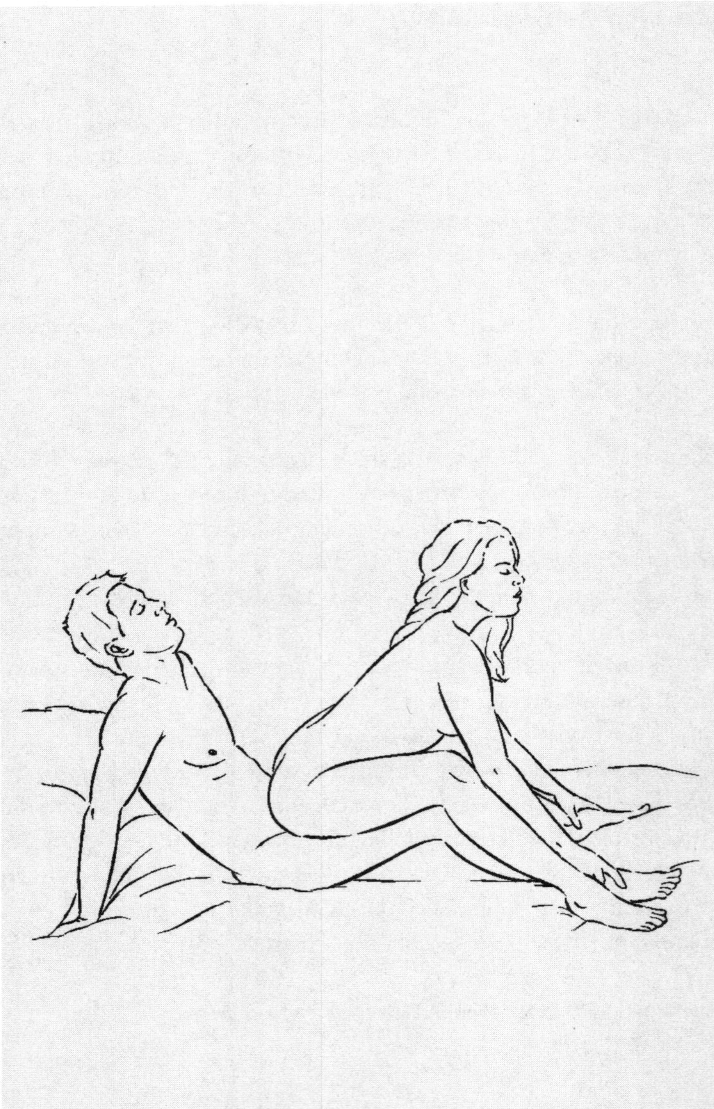

24 Das Tandem

So geht's: Beginnen Sie in der liegenden Reiterposition, wobei das Gesicht der Frau zur Decke blickt (siehe Die Sonnenanbeterin, Seite 105). Gemeinsam richten Sie sich zum Sitzen auf. Der Mann stützt sich nach hinten mit den Armen ab, die Frau beugt sich weiter nach vorne. Der Mann kann nun seine Beine anwinkeln, damit seine Partnerin sich dagegenlehnen kann. Dadurch hat er die Möglichkeit, den Winkel zu bestimmen, in dem sie auf ihm sitzt. Nun stößt er in sie, während sie sich dazu sanft auf ihm wiegt.

Für ihn: Ihre Partnerin kann in dieser Position bequem Ihre Hoden, Ihr Perineum oder Ihren After erreichen. Daher eignet sich das Tandem vor allem dann, wenn Sie die Stimulation einer dieser Zonen besonders erregt. Zugleich können Sie Ihre Partnerin sehr gut streicheln.

Für sie: In dieser Position wird Ihr G-Punkt optimal stimuliert, zudem kann Ihr Partner wunderbar Ihren Rücken, Nacken oder Ihre Brüste liebkosen.

Warnhinweis: Bei Rückenbeschwerden sollten Sie auf diese Position besser verzichten. Sie ist auch nicht unbedingt zu empfehlen, wenn die Frau besonders schwer ist. Schlagen Sie zunächst ein gemächliches Tempo an, bis Sie beide Ihr Gleichgewicht gefunden haben.

Schwierigkeitsgrad: ●●●●○ (schwierig)

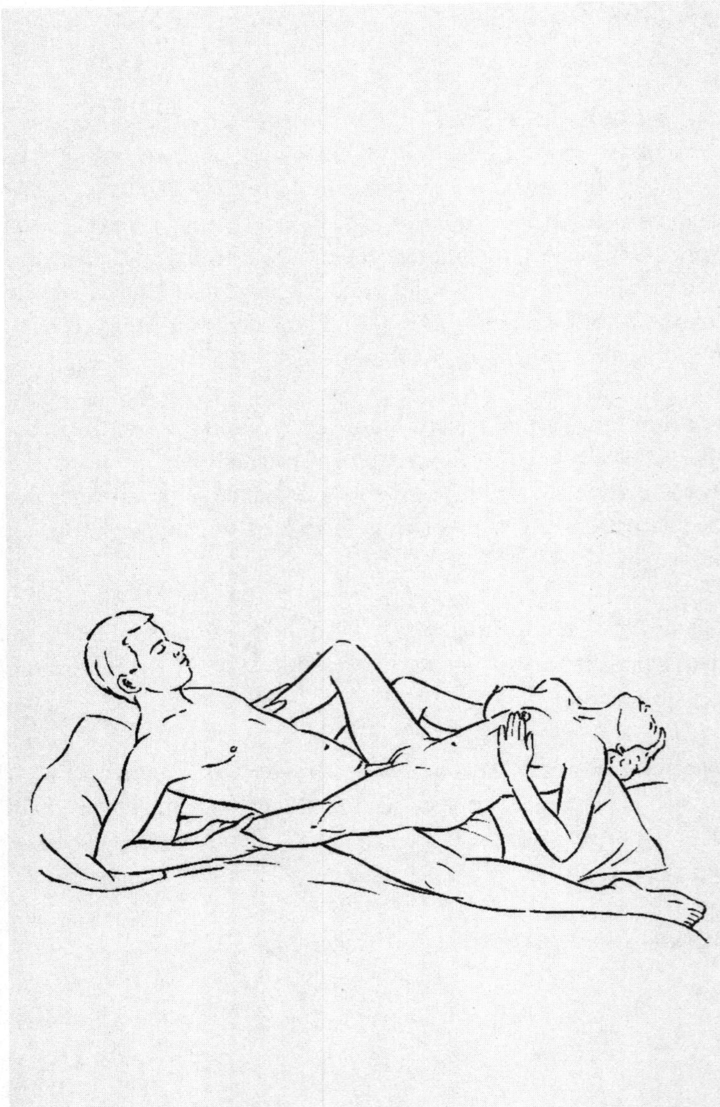

25 Die Sternenguckerin

So geht's: Begeben Sie sich in die klassische Reiterposition (siehe Easy Rider I, Seite 43). Nun lehnt sich die Frau nach hinten, bis sie zur Decke blickt, und streckt ihre Beine aus. Ihr Kopf liegt auf oder zwischen den Füßen des Mannes. (Schieben Sie sich ein Kissen unter die Schultern, damit Sie bequemer liegen.) Da Sie bei dieser Position keinen Blickkontakt mit ihrem Partner haben und ihn auch kaum berühren können, liegt der Fokus auf den Genitalien.

Für ihn: Wenn die Füße zu Ihren erogenen Zonen zählen, kann Ihre Partnerin sie in dieser Stellung sehr gut küssen oder streicheln. Der ungewöhnliche Penetrationswinkel sorgt dafür, dass Bereiche Ihres Penis stimuliert werden, die für gewöhnlich keine Beachtung finden. Außerdem bietet sich Ihnen ein reizvoller Ausblick auf den Intimbereich Ihrer Gefährtin.

Für sie: In dieser Stellung können Sie einmal so richtig schön passiv sein. Dabei können Sie selbst Ihre Brüste streicheln, und einer von Ihnen beiden kann mit einem Sexspielzeug Ihre Klitoris stimulieren und so für noch mehr Erregung sorgen. Wenn Ihre Füße erogene Zonen sind, dann bitten Sie Ihren Partner, sie zu liebkosen.

Warnhinweis: Diese Position verlangt der Frau große Dehnbarkeit ab. Verzichten Sie besser darauf, wenn Ihre Partnerin unter Rückenbeschwerden leidet. Bewegen Sie sich zunächst langsam, bis Sie den Winkel gefunden haben, der Ihnen beiden am besten gefällt. Geben Sie acht, dass der Penis nicht zu weit nach hinten gedehnt wird. Vorab möchten Sie bestimmt auch sichergehen, dass Ihre Füße sauber sind!

Schwierigkeitsgrad: ●●●●● (äußerst schwierig)

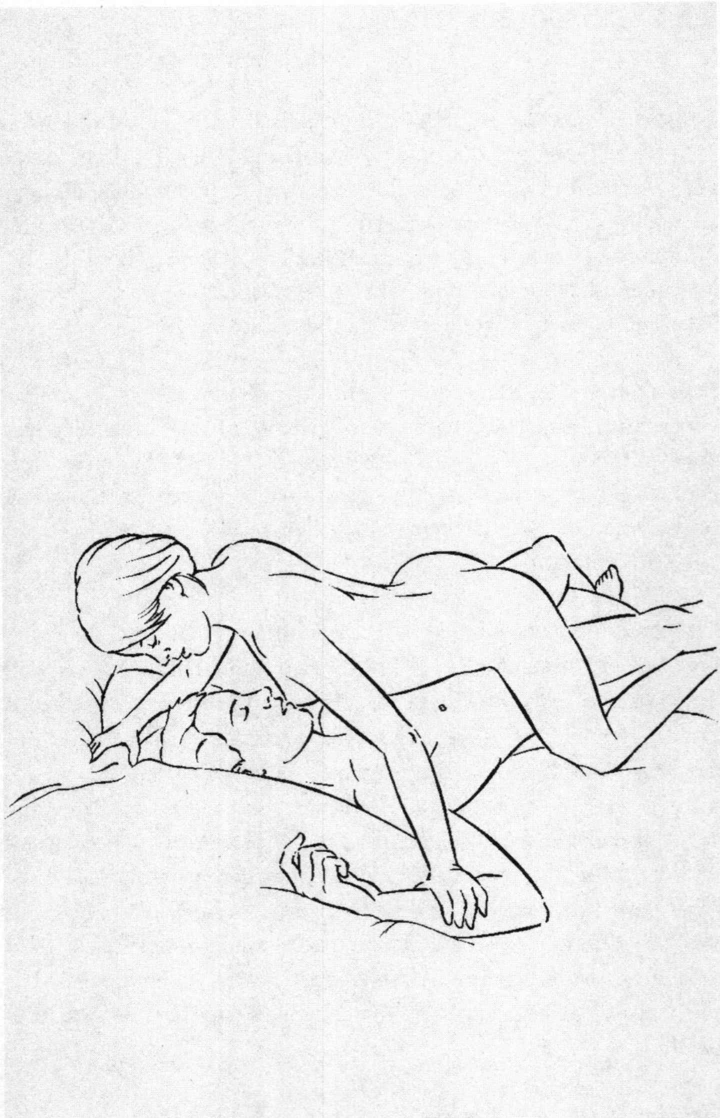

26 Der Liegestütz

So geht's: Die Frau liegt mit dem Gesicht nach unten auf dem Mann und stützt sich mit beiden Armen ab. Wie beim Liegestütz beugt und streckt sie die Arme, bewegt sich auf und ab und kontrolliert so die Penetrationstiefe und den Rhythmus. In dieser Position kann eine Frau ihren Partner zur Raserei bringen: Sie senkt sich auf den Penis herab, nimmt dabei aber nur die Penisspitze in sich auf, bevor sie sich wieder zurückzieht. Dies wiederholt sie zehn Mal, bevor sie den Penis vollständig bis zum Schaft in sich aufnimmt. Nach diesem tiefen Stoß zieht sie sich wieder zurück und nimmt die nächsten acht Male wieder nur die Eichel in sich auf. Dann führt sie wieder einen tiefen Stoß aus und unmittelbar danach einen zweiten. Nun folgen sieben kurze Stöße, anschließend drei tiefe und so weiter.

Für ihn: Lehnen Sie sich entspannt zurück und genießen Sie, während Ihre Partnerin das Tempo vorgibt.

Für sie: Sie bestimmen hier den Rhythmus, und auch den Penetrationswinkel können Sie mit Ihren Hüften so steuern, dass Ihre Klitoris optimal stimuliert wird.

Variante: Wenn Sie als Frau dem Ganzen die Krone aufsetzen wollen, dann können Sie obendrein noch die Arme Ihres Partners festhalten oder fesseln – nun haben Sie wirklich die absolute Kontrolle!

Warnhinweis: Wenn die Frau unter Rückenbeschwerden leidet, sollte sie auf diese Position besser verzichten. Außerdem benötigt sie für die Liegestütz-Stellung viel Kraft im Oberkörper, und sie sollte möglichst gelenkig sein.

Schwierigkeitsgrad: ●●●●○ (schwierig)

III Im Sitzen und Stehen

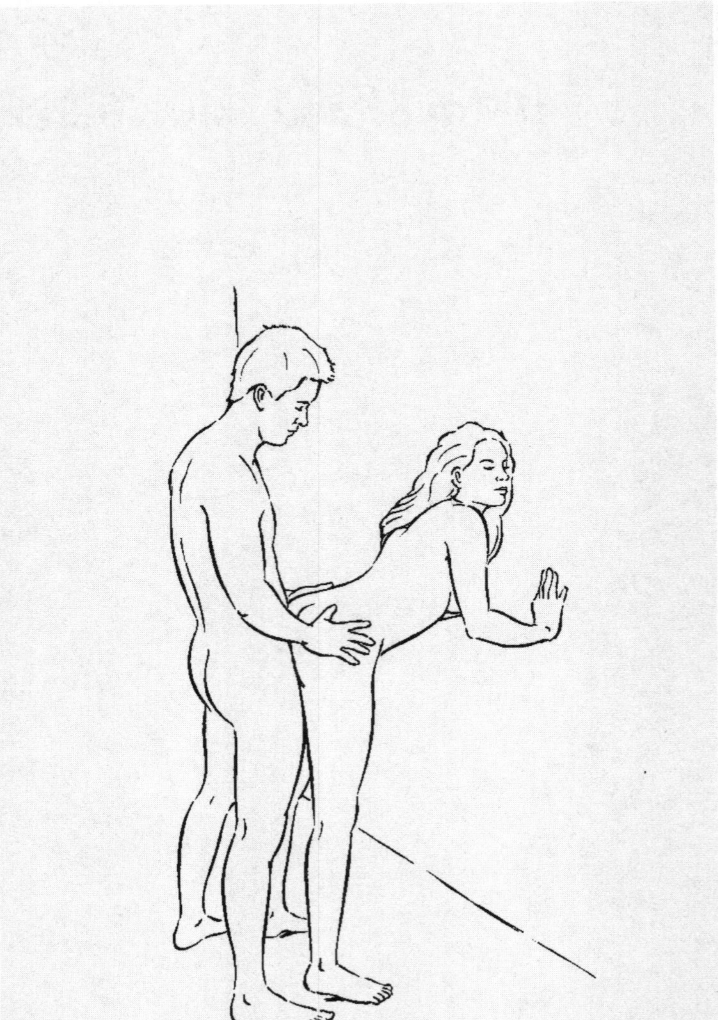

27 Hündchen macht Männchen

So geht's: Die Frau steht vor dem Partner mit dem Rücken zu ihm. Sie lehnt sich mit dem Oberkörper nach vorne und stützt sich an einer Wand ab, während der Mann von hinten in sie eindringt. In dieser Position kann man so richtig schnell und wild zur Sache gehen, was die Erregung bei beiden Partnern erhöhen dürfte. (Achtung: Schwierig könnte es werden, wenn Sie beide sich erheblich in der Körpergröße unterscheiden!)

Für ihn: Diese Position ermöglicht ein sehr tiefes Eindringen. Es handelt sich um die denkbar einfachste Variante der Hündchenstellung.

Für sie: Ihr Partner kann sich bei dieser Stellung ausgiebig mit Ihrem Körper beschäftigen und Ihre Brüste, die Klitoris und andere erogene Zonen liebkosen. Zudem wird hier auch der G-Punkt intensiv stimuliert.

Variante: Diese Stellung eignet sich gut, wenn einen unterwegs die Lust überfällt und man es spontan im Freien tun möchte.

Warnhinweis: Unangenehm kann diese Stellung für eine Frau sein, wenn der Mann besonders gut ausgestattet ist oder wenn ihr Gebärmutterhals extrem empfindlich ist. Wenn Sie es im Freien tun wollen, seien Sie sehr vorsichtig, damit Sie nicht öffentliches Ärgernis erregen!

Schwierigkeitsgrad: ●○○○○ (ganz leicht)

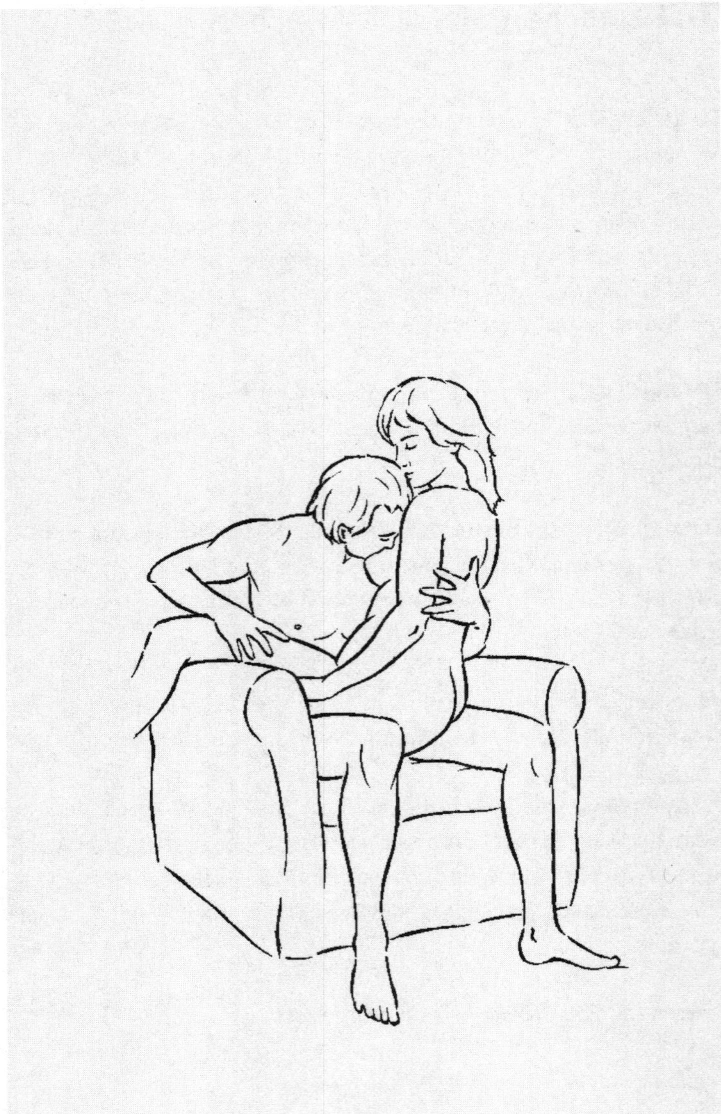

28 Die Sitzgrätsche

So geht's: Der Mann sitzt auf einem Stuhl, die Frau setzt sich auf den Mann mit dem Gesicht zu ihm. Sie können auf einem Sessel Sex haben, aber einfacher ist diese Stellung auf einem Küchenstuhl oder Schreibtischstuhl ohne Armlehnen. Die Sitzgrätsche bietet Ihnen reichlich Gelegenheit, sich gegenseitig zu küssen und zu streicheln.

Für ihn: Sie können in dieser Position völlig passiv sein, sich einfach zurücklehnen und genießen! Ihre Partnerin kann Ihnen bequem zwischen die Beine fassen und beim Liebesspiel Ihre Hoden liebkosen. Ihr Penis dringt in der Sitzgrätsche sehr tief in Ihre Partnerin ein.

Für sie: In dieser Stellung können Sie die ganze Kraft Ihrer Beine zum Einsatz bringen, statt die Stöße wie sonst nur mithilfe der Oberschenkel zu steuern. So werden die Oberschenkel anders als bei anderen Reiterstellungen weniger belastet. Ihr Partner kann hier sehr schön Ihre Brüste streicheln und küssen.

Warnhinweis: Für die Beine der Frau kann die Sitzgrätsche sehr ermüdend sein, auch Krämpfe sind nicht selten. Sollten Sie einen Krampf bekommen, wechseln Sie in eine andere Stellung.

Schwierigkeitsgrad: ●●❍❍❍ (leicht)

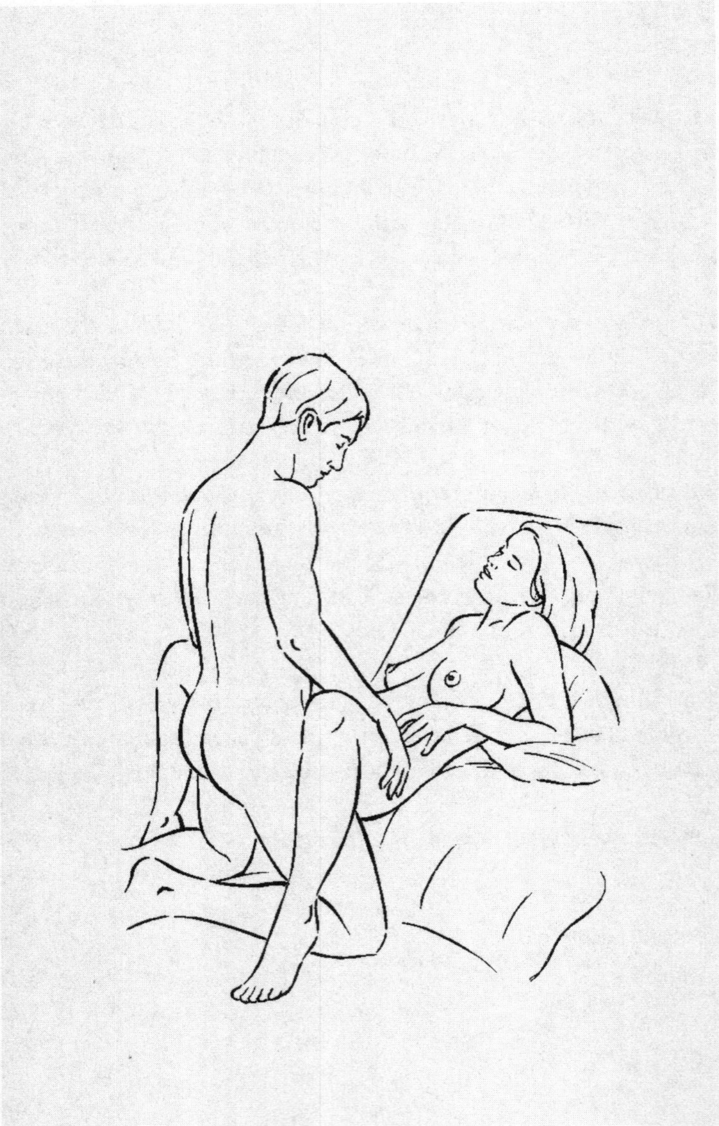

29 Der gemütliche Sessel

So geht's: Die Frau sitzt zurückgelehnt in einem Sessel oder auf dem Sofa, ihre Beine sind gespreizt, die Arme liegen locker auf der Lehne oder auf der Sitzfläche. Dann kniet sich der Mann zwischen ihre Schenkel und dringt in sie ein. Je weiter sich die Frau zurücklehnt, desto tiefer kann er in sie stoßen.

Für ihn: Hier ist Ihnen sehr tiefes Eindringen möglich, und Sie haben einen prickelnden Ausblick auf den Intimbereich Ihrer Partnerin. Zudem können Sie den Körper der Frau ganz bequem verwöhnen.

Für sie: Diese Stellung eignet sich optimal für ein ausgedehntes Liebesspiel und bietet sich an, wenn man Zeit für den Partner haben will. Wenn Sie Ihre Hüften in Form einer Acht kreisen lassen, wird die Klitoris noch besser stimuliert, und auch Ihr Partner wird daran seine Freude haben. Wunderbar kann er dabei Ihre Brüste streicheln.

Variante: Der gemütliche Sessel ist eine feine Position für ein ausgedehntes Schäferstündchen und zusätzlichen Spaß. Sie können sich dabei beispielsweise unterhalten – ja, Sie können sogar beide ein Buch zur Hand nehmen und lesen, während Sie sich sanft wiegen! Wechseln Sie sich damit ab, den Partner zu reizen und zu erregen, zu streicheln und die Muskeln im Intimbereich anzuspannen und zu entspannen. So dauert das Liebesspiel extra lange, und der abschließende Orgasmus wird um ein Vielfaches intensiver sein.

Warnhinweis: Bei dieser Position neigen Frauen leider häufiger zu Krämpfen. Sollten Sie verkrampfen, wechseln Sie einfach die Stellung.

Schwierigkeitsgrad: ●●●○○ (nicht ganz leicht)

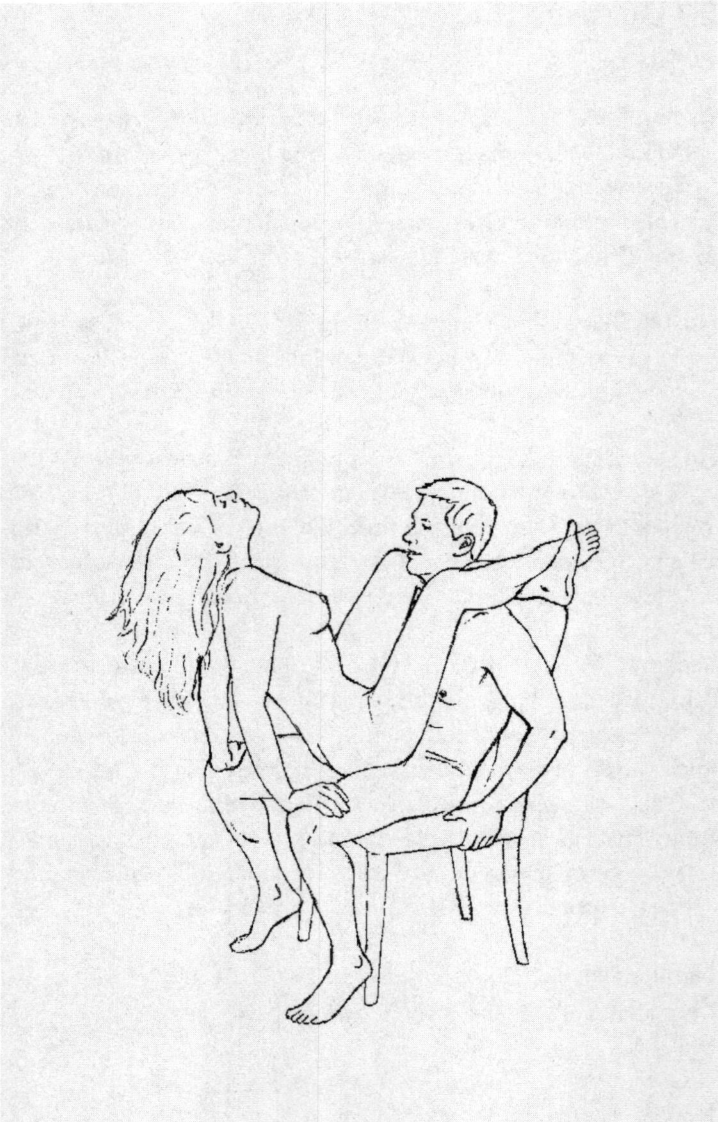

30 König der Nacht

So geht's: Der Mann sitzt auf einem Stuhl, mit seinen Händen stützt er sich an den Stuhlkanten ab. Die Frau sitzt auf dem Mann, ihr Gesicht zeigt zu ihm. Sie hebt ihre Beine auf seine Schultern, lehnt sich zurück und stützt sich mit den Händen auf seinen Knien ab. Beide Partner steuern die Stöße nun mit ihren Armen und Hüften.

Für ihn: Sie dürfen sich auf ein sehr tiefes Eindringen freuen – und trainieren zugleich durch die Stoßbewegung Ihre Arme, Ihre Pomuskulatur und Ihren Sixpack!

Für sie: Der König der Nacht stimuliert sowohl G-Punkt als auch A-Punkt (Letzterer befindet sich zwischen G-Punkt und Gebärmutterhals). Wenn Ihr Partner genügend Kraft in den Armen hat, um sich nur mit einer Hand abzustützen, kann er mit der anderen Hand Ihre Brüste streicheln oder mit den Fingerspitzen Ihre Klitoris weiter erregen, während er in Sie stößt.

Warnhinweis: Für eine Frau kann diese Position unangenehm werden, wenn ihr Partner besonders gut ausgestattet ist oder wenn sie einen empfindlichen Gebärmutterhals hat. Auch wenn einer von Ihnen unter Rückenbeschwerden leidet, sollten Sie auf diese Position besser verzichten. Vor allem: Gehen Sie es vorsichtig an, denn die Frau kann hier sehr leicht das Gleichgewicht verlieren und seitlich wegkippen! Beginnen Sie zunächst ganz langsam, bis Sie einen gemeinsamen Rhythmus gefunden haben.

Schwierigkeitsgrad: ●●●●● (äußerst schwierig)

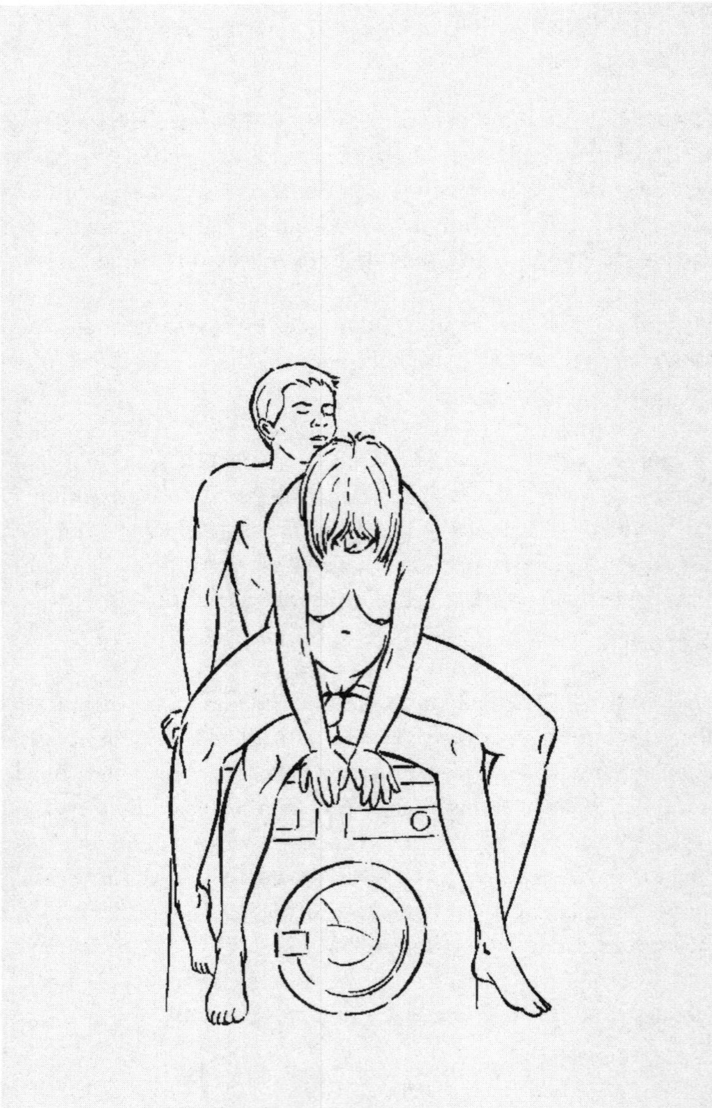

31 Der Schleudersitz

So geht's: Eine herrliche Erfahrung im Sitzen erwartet Sie auf der Waschmaschine, wenn diese gerade im Schleuderprogramm läuft. Der Mann sitzt unten, die Frau sitzt mit dem Rücken zu ihm auf seinem Schoß und stützt sich seitlich oder zwischen ihren Beinen mit beiden Armen ab. Dann dringt er in sie ein, seine Partnerin steuert die Stöße mit ihren Armen.

Für ihn: Ihre Partnerin kann eine Hand zwischen ihren Beinen hindurchstrecken, um mit Ihren Hoden zu spielen, während Sie Sex haben – zugleich kommen Sie in den Genuss der Vibrationen der Waschmaschine!

Für sie: Ihr Partner kann bequem Ihre Brüste und Ihre Klitoris mit den Fingerspitzen stimulieren, während Sie auf ihm reiten. Die Vibrationen der Waschmaschine sorgen für das gewisse prickelnde Extra.

Variante: Sollte Ihnen das Schleudern der Waschmaschine noch nicht genügen, können Sie zusätzlich ein Sexspielzeug verwenden. Der Mann kann damit die Klitoris der Frau stimulieren, oder die Frau wendet es an seinen Hoden an.

Warnhinweis: Tun Sie es auf keinen Fall in einem Waschsalon, Sie könnten ganz schönen Ärger bekommen!

Schwierigkeitsgrad: ●●●○○ (nicht ganz leicht)

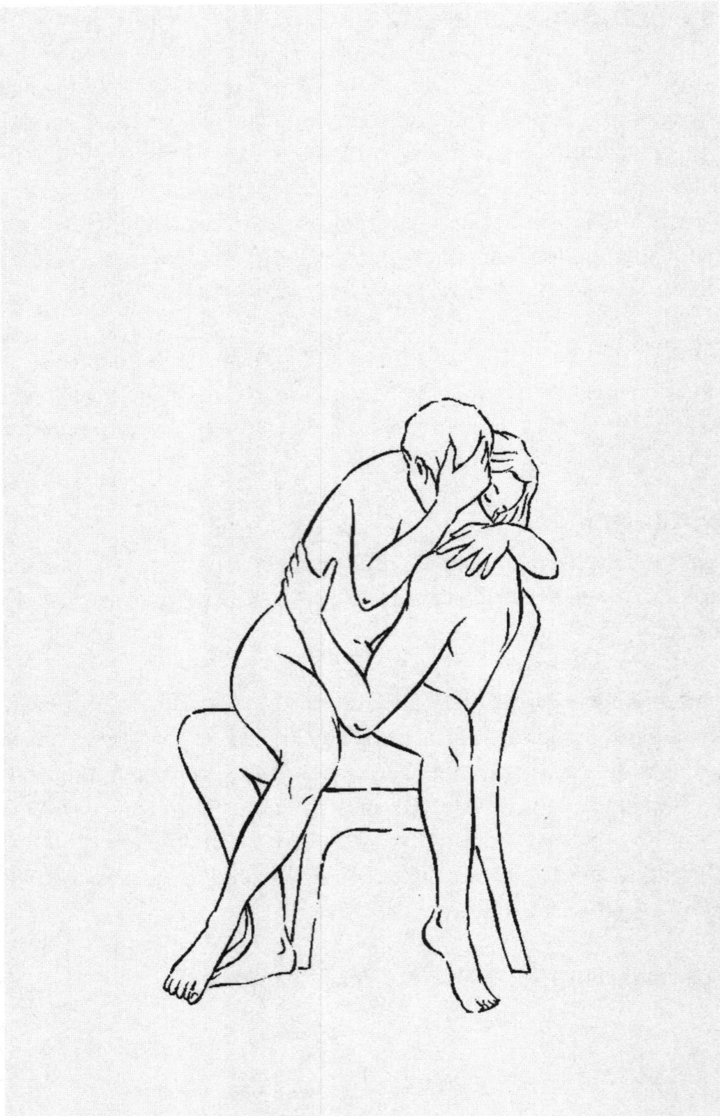

32 Im Damensattel

So geht's: Der Mann sitzt auf einem Stuhl, die Frau setzt sich auf ihn, aber diesmal seitlich, wobei ihre Beine auf dem Boden stehen oder – wenn Sie es in einem Sessel tun – über die Armlehne baumeln. Nun steuert sie die Stöße entweder mit ihren Armen oder mit ihren Beinen. In dieser Position werden Sie beide völlig neue Gefühlserfahrungen machen, denn der Penetrationswinkel ist ein ganz anderer als sonst.

Für ihn: Im Damensattel wird insbesondere die Penisunterseite stimuliert – genauer gesagt, der Eichelkranz (wo die Eichel in den Penisschaft übergeht). Bei vielen Männern ist dies eine der erogensten Zonen!

Für sie: Diese Stellung bietet sich besonders an, wenn Ihr Partner einen sehr großen Penis hat, da Sie hier die Tiefe des Eindringens selbst bestimmen.

Warnhinweis: Geben Sie acht, dass Sie den Penis nicht in eine Richtung biegen, die für einen von Ihnen unangenehm ist. Gehen Sie es langsam an, bis Sie beide sich mit der Bewegung wohlfühlen.

Schwierigkeitsgrad: ●●●●○ (schwierig)

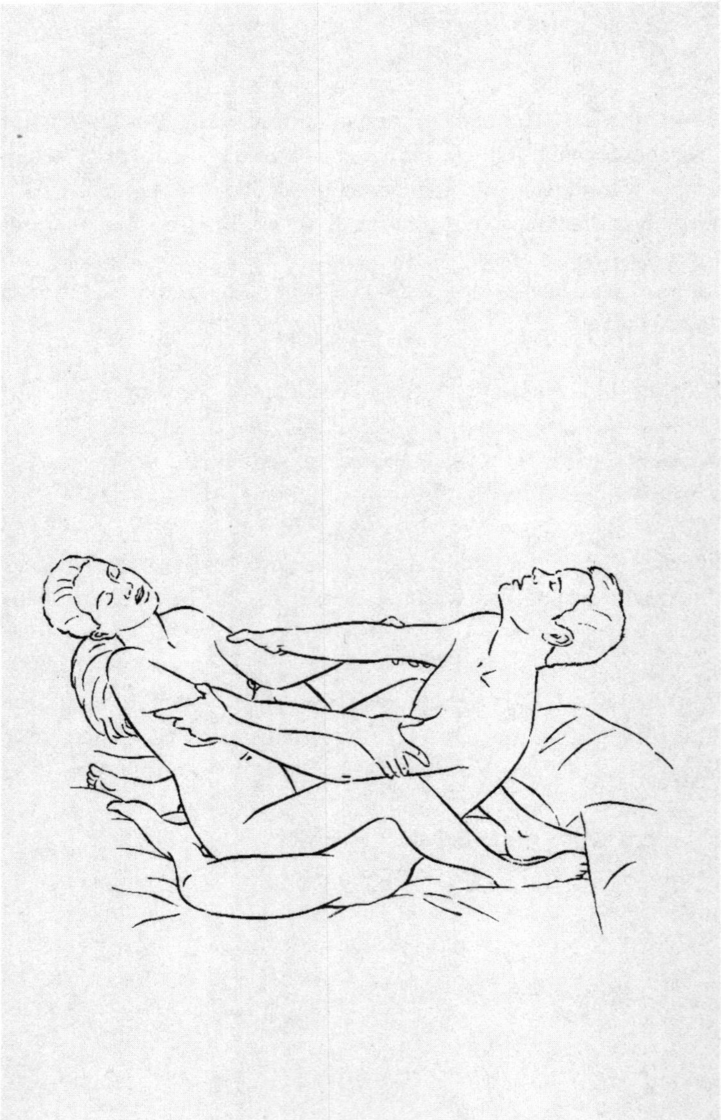

33 Die Wippe

So geht's: Der Mann sitzt auf dem Bett oder auf dem Boden, seine Beine sind gespreizt. Nun setzt sich seine Partnerin rittlings auf ihn. Sie führt seinen Penis in sich ein und schlingt ihre Beine um seinen Körper. Anschließend schlingt auch er seine Beine um ihren Körper. Beide fassen sich an den Händen oder an den Armen und lehnen sich zurück, wobei sie mit ihrem Körpergewicht die Balance halten. In dieser Position ist man sich sehr nahe und hat viel Raum für Zärtlichkeiten, wenn man sich mit den Armen zueinander heranzieht.

Für ihn: Die Penetration lässt sich noch vertiefen, wenn Ihre Partnerin sich mit weit gespreizten Beinen auf Sie setzt und Sie mit den Händen ihren Rücken stützen.

Für sie: Die Wippe ermöglicht eine fantastische G-Punkt-Stimulation, und Ihrem Partner ist es ein Leichtes, Ihre Brüste und Ihre Klitoris mit den Fingern zu streicheln, vorausgesetzt natürlich, Sie können beide die Balance halten, wenn Sie sich nur mit einer Hand aneinander festhalten.

Variante: Versuchen Sie diese Position einmal in der Badewanne! Das funktioniert wirklich ausgezeichnet, und Sie sitzen mit Sicherheit beide sehr bequem.

Warnhinweis: Achten Sie darauf, den Penis nicht in eine Richtung zu dehnen, die für einen von Ihnen unangenehm ist. Bewegen Sie sich zunächst langsam, bis Sie sich beide in der Wippe wohlfühlen.

Schwierigkeitsgrad: ●●●●○ (schwierig)

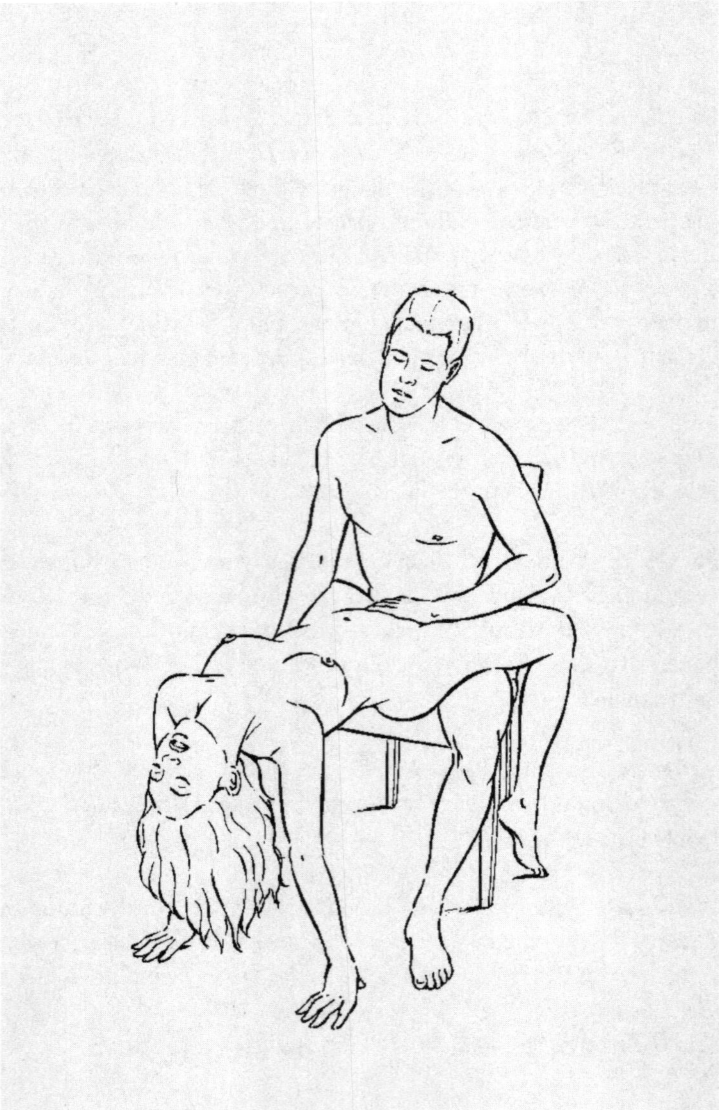

34 Die sitzende Sternenguckerin

So geht's: Der Mann sitzt auf einem Stuhl (es funktioniert auch in einem Sessel), die Frau sitzt rittlings auf ihm. Dann lehnt sie sich nach hinten unten, bis sie sich mit den Händen auf dem Boden abstützen kann. Ihr Kopf fällt locker in den Nacken. Nun kann die Frau mit ihren Armen und Hüften die Stöße steuern, während der Mann aus den Hüften zustößt und seine Fingerspitzen mit ihrer Klitoris spielen.

Für ihn: In dieser Position können Sie sich ganz entspannt zurücklehnen und genießen! Anders als bei anderen Stellungen im Sitzen werden hier Bereiche Ihres Penis stimuliert, die sonst außen vor bleiben. Zudem kann Ihre Partnerin sich bequem Ihren Hoden widmen, vorausgesetzt, sie hat genügend Kraft, sich mit nur einem Arm abzustützen.

Für sie: Manche Frauen finden es wahnsinnig erregend, wenn ihnen das Blut in den Kopf steigt. Auch wird hier der G-Punkt optimal stimuliert. Die Klitoris liegt frei, sodass Ihr Partner oder Sie selbst sich dort streicheln können, sofern Sie kräftig genug sind, sich mit nur einem Arm auf dem Boden abzustützen.

Warnhinweis: Bisweilen tritt bei der Frau ein Schwindelgefühl auf, wenn ihr das Blut in den Kopf steigt. Seien Sie also vorsichtig, und hören Sie auf, wenn Ihnen schwindelig wird. Gehen Sie den Sex in dieser Position behutsam an, bis Sie den Winkel gefunden haben, der Ihnen beiden am meisten zusagt. Denken Sie auch daran, dass der Penis nicht zu sehr nach hinten gedehnt werden sollte! Wenn die Frau unter Rückenbeschwerden leidet, sollte man auf diese Stellung besser verzichten, denn die Wirbelsäule ist hier starken Belastungen ausgesetzt.

Schwierigkeitsgrad: ●●●●○ (schwierig)

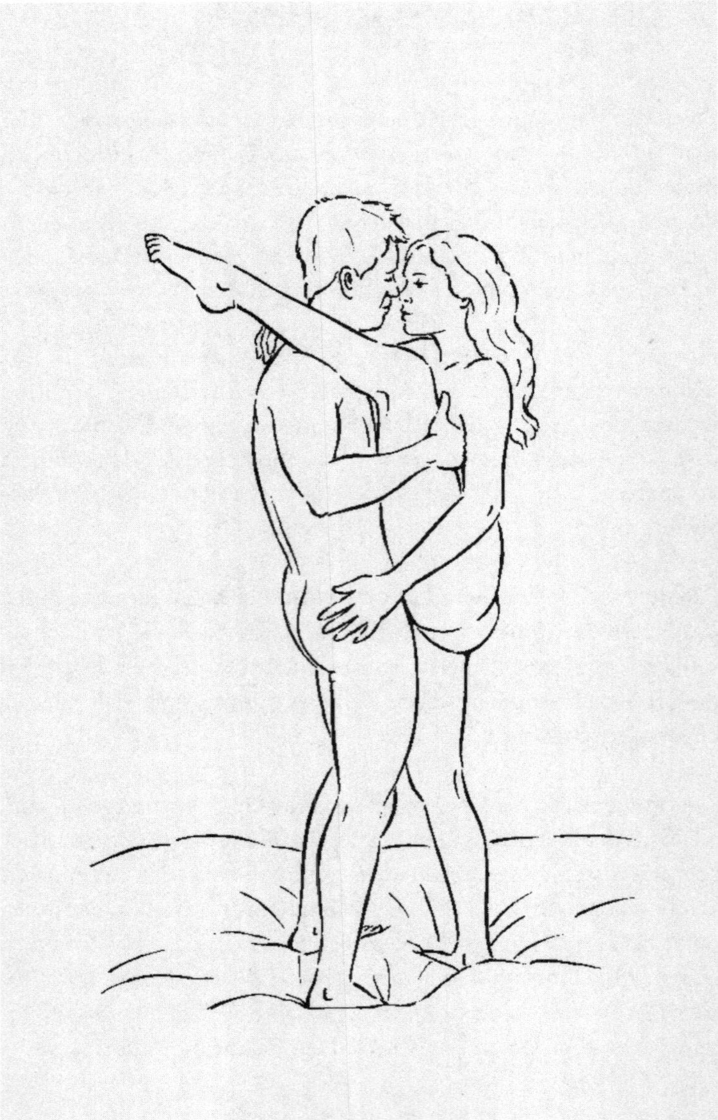

35 Der Kranich

So geht's: Beide Partner stehen sich gegenüber. Die Frau legt einen Arm um seinen Nacken, während er ihren Unterkörper umarmt. Dann hebt sie das entgegengesetzte Bein und legt es auf seine Schulter. Sie streckt das Bein so weit wie möglich, sodass sie beinahe einen senkrechten Spagat vollführt. Nun kann sie sich an seinen Hüften oder Pobacken festhalten, während er ihr erhobenes Bein greift, um sie zusätzlich zu stützen.

Für ihn: Der Kranich gewährt ein sehr tiefes Eindringen – und eine wunderbare Aussicht, wenn Sie sich vor einem Spiegel lieben.

Für sie: Diese Position dient nicht allein dem Muskeltraining (solange Sie sich keine Muskelzerrung holen), hier erreicht Ihr Partner auch sehr gut Ihren G-Punkt und A-Punkt (Letzterer befindet sich zwischen G-Punkt und Gebärmutterhals). Ein kleiner Penis fühlt sich dabei sehr groß an, und wenn Sie sich zusätzlich an einer Wand abstützen, kann Ihr Partner während des Liebesspiels auch Ihre Brüste verwöhnen.

Warnhinweis: Diese Position setzt bei der Frau extreme Dehnbarkeit voraus. Beginnen Sie mit langsamen Bewegungen, bis Sie beide für sich den besten Winkel entdeckt haben. Die Frau sollte ihr Bein nicht höher strecken, als es für sie angenehm ist. Wenn sie leicht aus dem Gleichgewicht gerät, kann es helfen, sich an einer Wand anzulehnen.

Schwierigkeitsgrad: ●●●●● (äußerst schwierig)

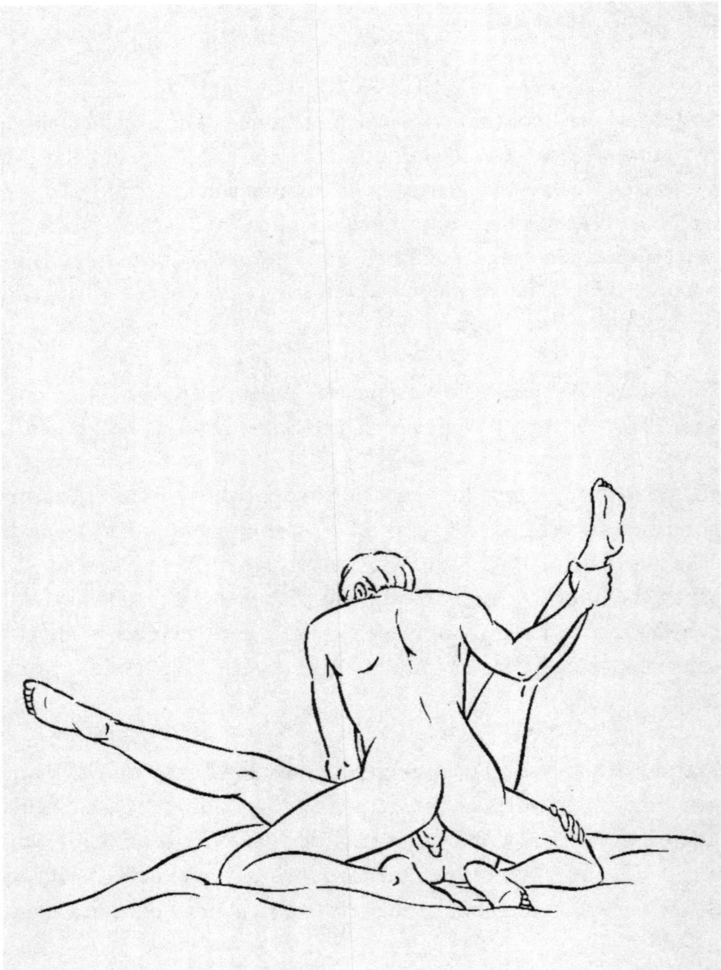

36 Der Schmetterling

So geht's: Die Frau liegt auf dem Rücken, ein Bein in die Höhe gereckt, das andere leicht angewinkelt zur Seite gestreckt. Der Mann geht zwischen ihren Beinen in die Hocke oder kniet sich hin und dringt in sie ein. Dabei kann er für noch mehr Intimität ein Bein oder beide Beine seiner Partnerin fassen, während er in sie stößt.

Für ihn: Sie haben Ihre Partnerin in dieser Position äußerst reizvoll und sehr intim im Blick. Zudem geben Sie hier das Tempo vor und bestimmen über die Tiefe der Stöße.

Für sie: Im Schmetterling werden sowohl Klitoris als auch G-Punkt stimuliert. Sie können Ihre Hände dazu benutzen, mit Ihren Brüsten oder der Klitoris zu spielen.

Variante: Wenn der Mann kräftige Arme hat, kann er mit den Händen unter die Pobacken seiner Partnerin greifen und sie nach Belieben hochheben, um den Penetrationswinkel sowie die Stoßtiefe zu variieren. Dabei kann die Frau ihr angewinkeltes Knie umfassen, um in der erhobenen Stellung besser ihr Gleichgewicht zu halten.

Warnhinweis: Diese Stellung verlangt der Frau große Gelenkigkeit ab, und der Mann benötigt sehr viel Kraft in den Armen, um die erhobene Variante meistern zu können. Sollte einer von Ihnen unter Rückenbeschwerden leiden, sollten Sie allerdings lieber darauf verzichten.

Schwierigkeitsgrad: ●●●●○ (schwierig)

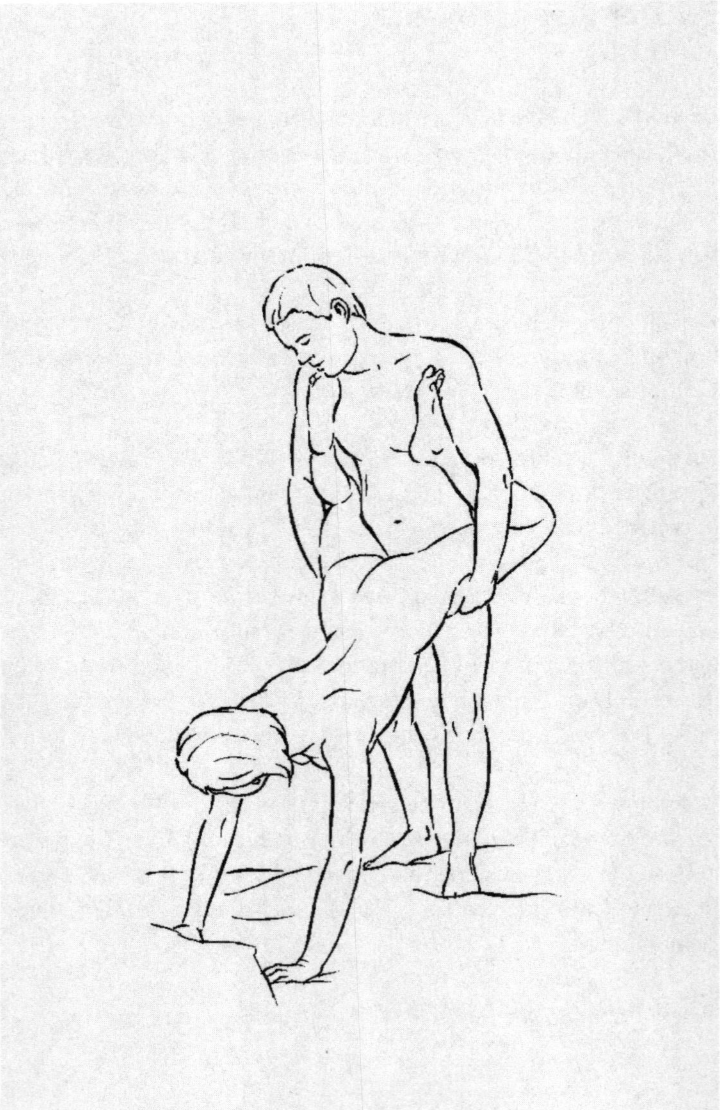

37 Die Schubkarre

So geht's: Die Frau kniet auf allen vieren. Der Mann stellt sich hinter sie, umfasst ihre Oberschenkel und zieht sie zu beiden Seiten seines Körpers nach oben. Die Frau stützt sich nun nur noch mit ihren Händen ab. Der Mann hebt seine Partnerin so weit an, bis ihr Becken auf gleicher Höhe mit seinem Becken ist und er in sie eindringen kann.

Für ihn: Sehr tiefes Eindringen ist möglich, und der Anblick der Pobacken sowie des Intimbereichs Ihrer Partnerin ist absolut erregend. Diese Stellung ist übrigens auch ein fantastisches Training für Ihre Armmuskeln!

Für sie: Diese Position eignet sich wunderbar, um einen kleinen Penis größer erscheinen zu lassen. Auch wird Ihr G-Punkt sehr gut stimuliert, und bei der nach unten geneigten Haltung steigt Ihnen Blut in den Kopf, was viele Frauen äußerst erregt.

Warnhinweis: Die Schubkarre erfordert kräftige Armmuskulatur – und beide Partner sollten einen gesunden Sinn für Humor haben! Die Arme der Frau ermüden häufig sehr schnell, deshalb werden die meisten Paare diese Stellung nicht allzu lange durchhalten. Beachten Sie, dass der Frau das Blut stark in den Kopf steigt; viele Frauen mögen dieses Gefühl, aber seien Sie dennoch vorsichtig: Es trägt nicht unbedingt zum Vergnügen bei, wenn die Frau beim Liebesspiel ohnmächtig wird. Wenn ihr schwindelig wird, hören Sie auf.

Schwierigkeitsgrad: ●●●●● (äußerst schwierig)

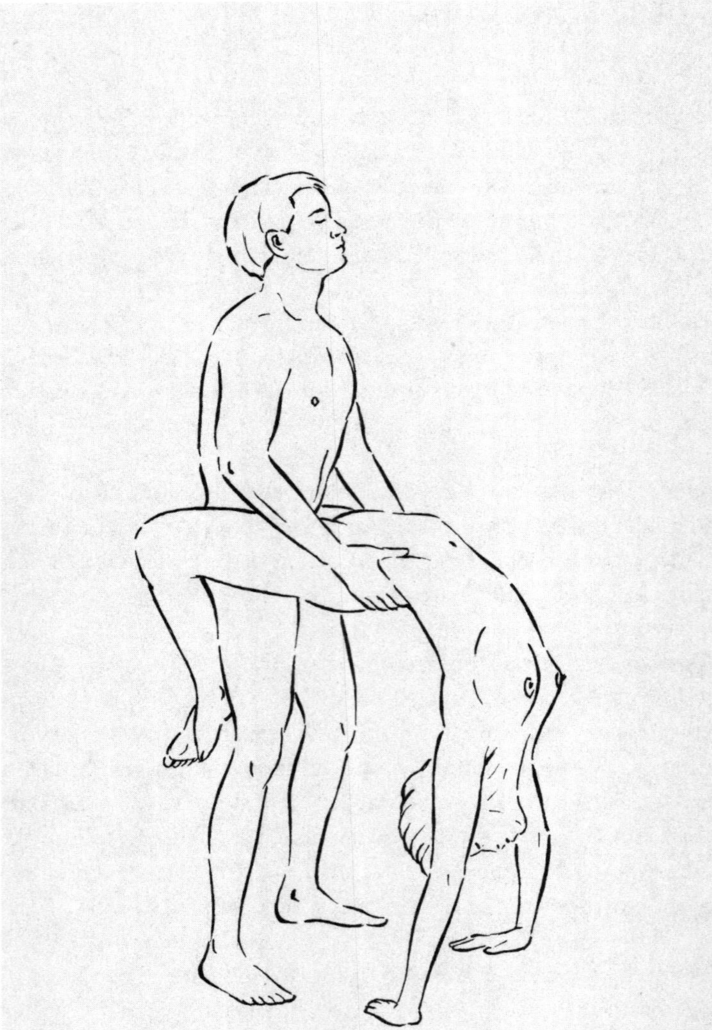

38 Die Schubkarre II

So geht's: Diese Position hat es in sich! Am besten experimentieren Sie mit unterschiedlichen Methoden, um herauszufinden, wie es für Sie am einfachsten ist. Beginnen Sie im Stehen. Die Frau schlingt ihre Beine um seine Hüften und legt ihm die Arme um die Schultern, um ihr Gewicht zu halten. Dann beugt sie sich vorsichtig nach hinten unten, bis ihre Hände den Boden berühren. Ihr Partner hält sie währenddessen an den Hüften fest.

Eine andere, für die Frau aufregendere **Variante** ist, dass sie in den Handstand geht und ihm dann ihre Beine um die Seiten legt, während er ihre Hüften umfasst. Wenn ihr Becken auf Höhe seines Beckens ist, verschränkt sie die Beine hinter seinem Rücken, und er dringt in sie ein.

Für ihn: Sie können hier sehr tief in Ihre Partnerin eindringen und haben einen wundervollen, höchst erregenden Einblick in ihren Intimbereich.

Für sie: In dieser Stellung fühlt sich ein kleiner Penis weitaus größer an, und der Mann erreicht sehr leicht Ihren G-Punkt. Zusätzlich kann er Ihre Klitoris stimulieren. Dass Ihnen das Blut in den Kopf steigt, kann sich sehr erregend anfühlen.

Warnhinweis: Den Mann kostet diese Position viel Kraft, und auch die Frau muss möglichst gelenkig sein! Beachten Sie, dass der Frau das Blut in den Kopf steigt, was oft als sehr erregend empfunden wird; dennoch muss man vorsichtig sein: Hören Sie sofort auf, wenn der Frau schwindelig wird.

Schwierigkeitsgrad: ●●●●● (äußerst schwierig)

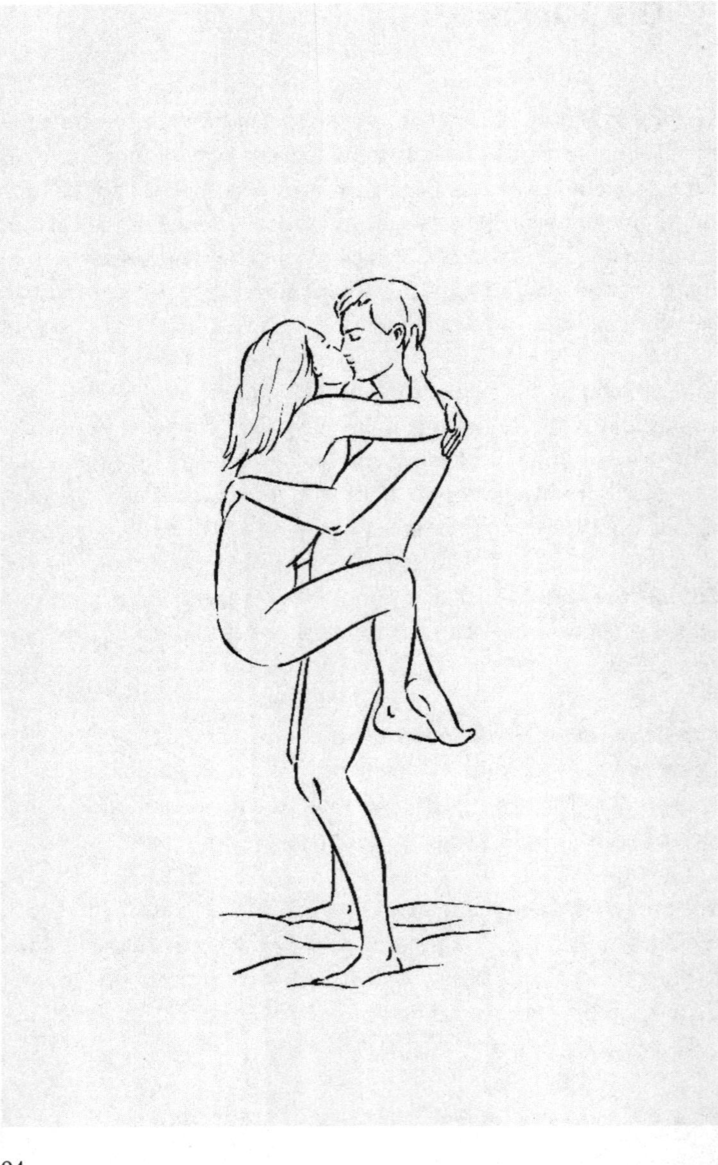

39 Der Koala

So geht's: Wenn der Mann kräftige Oberschenkel hat, lieben Sie sich in stehender Position, wobei die Frau ihre Beine um die Hüften des Mannes schlingt und ihre Arme um seine Schultern legt. Diese Position lässt sehr viel Raum für Zärtlichkeiten, da man sich während des Sex wunderbar gegenseitig küssen und streicheln kann.

Für Ihn: Die Position eignet sich hervorragend für einen Quickie, und ein schnelles, ungezügeltes Eindringen sorgt für das gewisse Etwas. Ganz nebenbei lässt sich dabei gut die Oberschenkelmuskulatur trainieren!

Für sie: Hier wird die Klitoris sehr intensiv stimuliert, außerdem dringt Ihr Partner besonders tief in Sie ein. Das Gefühl, heftig »genommen« zu werden, wird Sie mit Sicherheit erregen und zur Raserei bringen!

Warnhinweis: Diese Position setzt beim Mann eine kräftige Oberschenkelmuskulatur voraus und sollte nicht versucht werden, wenn er einen schwachen Rücken hat. Das Anlehnen an einer Wand hilft, das Gewicht der Partnerin abzufangen. Eher nicht zu empfehlen, da kaum zu bewerkstelligen, ist diese Position, wenn die Frau besonders schwer ist.

Schwierigkeitsgrad: ●●●●○ (schwierig)

IV Von hinten

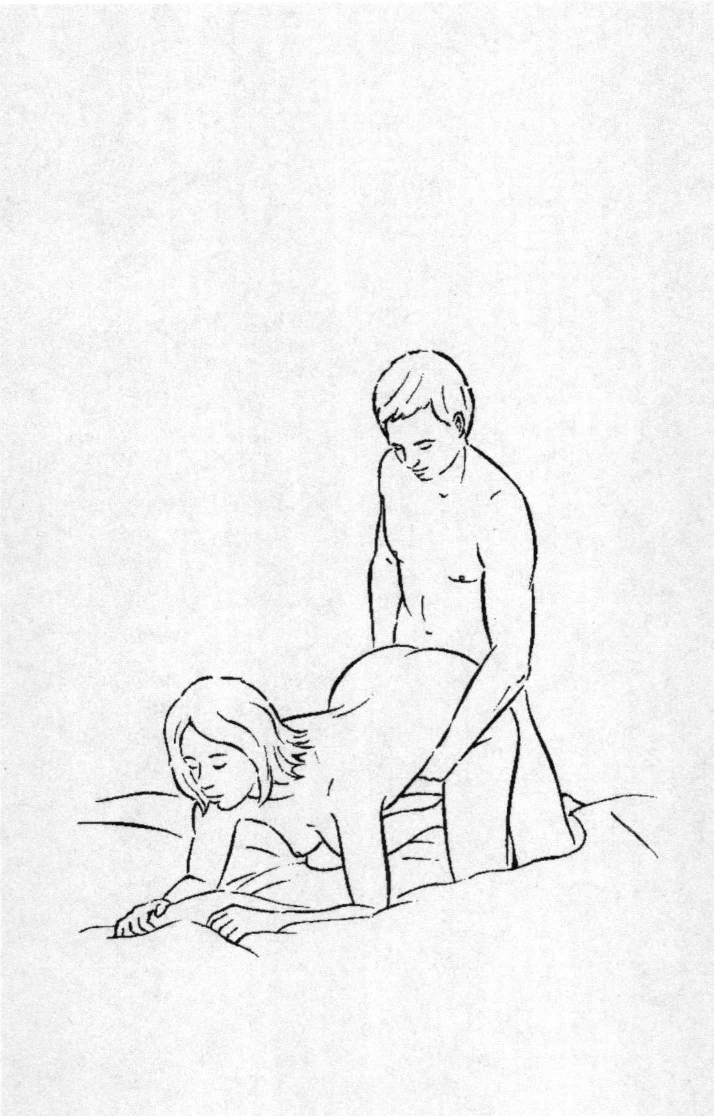

40 Die Hündchenstellung

So geht's: Die Frau kniet auf allen vieren und stützt sich mit den Händen oder Unterarmen ab. Der Mann kniet sich hinter sie, umfasst ihre Hüften und dringt in sie ein.

Für ihn: In dieser Position haben Sie viel Bewegungsfreiheit. Sie können mit den Händen die Brüste Ihrer Partnerin umschließen und mit ihren Brustwarzen spielen, während sie in sie stoßen. Sie können auch mit ihrer Klitoris spielen – es sei denn, Ihre Partnerin möchte das selbst übernehmen.

Für sie: Beim Sex in dieser Position können Sie sehr gut Sexspielzeug einsetzen oder masturbieren. Beides kommt hier sehr gelegen, denn in dieser Stellung wird die Klitoris nicht direkt stimuliert. Der Einsatz von Fingerspitzen oder Vibrator sorgt für doppelten Spaß: Sie genießen G-Punkt-Stimulation durch Penetration bei gleichzeitiger Stimulation der Klitoris. Großartig lässt sich der A-Punkt (der zwischen G-Punkt und Gebärmutterhals liegt) mit einbeziehen, da man ihn am besten von hinten erreicht.

Warnhinweis: Die Hündchenstellung kann für die Frau unangenehm sein, wenn ihr Partner einen sehr großen Penis hat oder wenn ihr Gebärmutterhals extrem empfindlich ist.

Schwierigkeitsgrad: ●●○○○ (leicht)

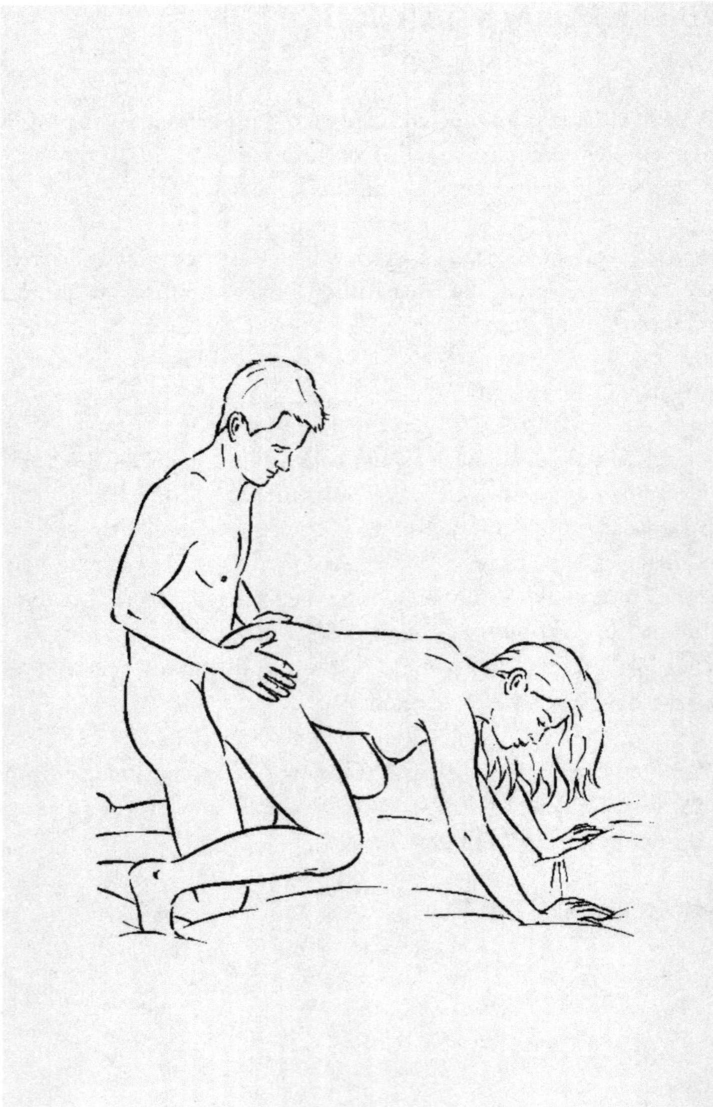

41 Erhöhte Hündchenstellung

So geht's: Die Frau geht in die Hocke (nicht allzu tief) und lehnt sich nach vorne. Dabei stützt sie sich mit Händen und Füßen statt mit Unterarmen und Knien ab. Der Mann kniet hinter ihr und dringt in sie ein. Manche Männer bevorzugen es, zwischen den Schenkeln ihrer Partnerin zu knien, während andere ihre Schenkel lieber von außen um die ihrer Partnerin legen. Versuchen Sie beides, und finden Sie selbst heraus, welche Variante Ihnen mehr zusagt.

Für ihn: Wenn Ihre Partnerin ihre Schenkel geschlossen hält, fühlt sich ihre Vagina enger an. Sie werden mit einem sehr intimen Anblick belohnt, was ziemlich erregend ist.

Für sie: Der Mann kann bei dieser Position sehr tief eindringen, sodass sich auch ein kleiner Penis richtig groß anfühlt. Der G-Punkt wird stimuliert, zusätzlich ist die Klitoris Ihrem Partner – oder auch Ihnen selbst – frei zugänglich und kann ebenfalls erregt werden.

Variante: Nachdem der Mann eingedrungen ist, kann er ein Bein oder beide Beine seiner Partnerin hochheben, je nachdem, wie stark er ist – das macht den Sex noch um einiges prickelnder.

Warnhinweis: Unangenehm kann sich diese Position für die Frau anfühlen, wenn ihr Partner besonders gut ausgestattet ist oder ihr Gebärmutterhals sehr empfindlich ist. Die Frau braucht viel Kraft in den Oberschenkeln, und sie muss sehr fit sein, um diese Stellung durchzuhalten. Wenn Ermüdungserscheinungen auftreten, dann wechseln Sie in die normale Hündchenstellung (siehe Seite 99).

Schwierigkeitsgrad: ●●●●○ (schwierig)

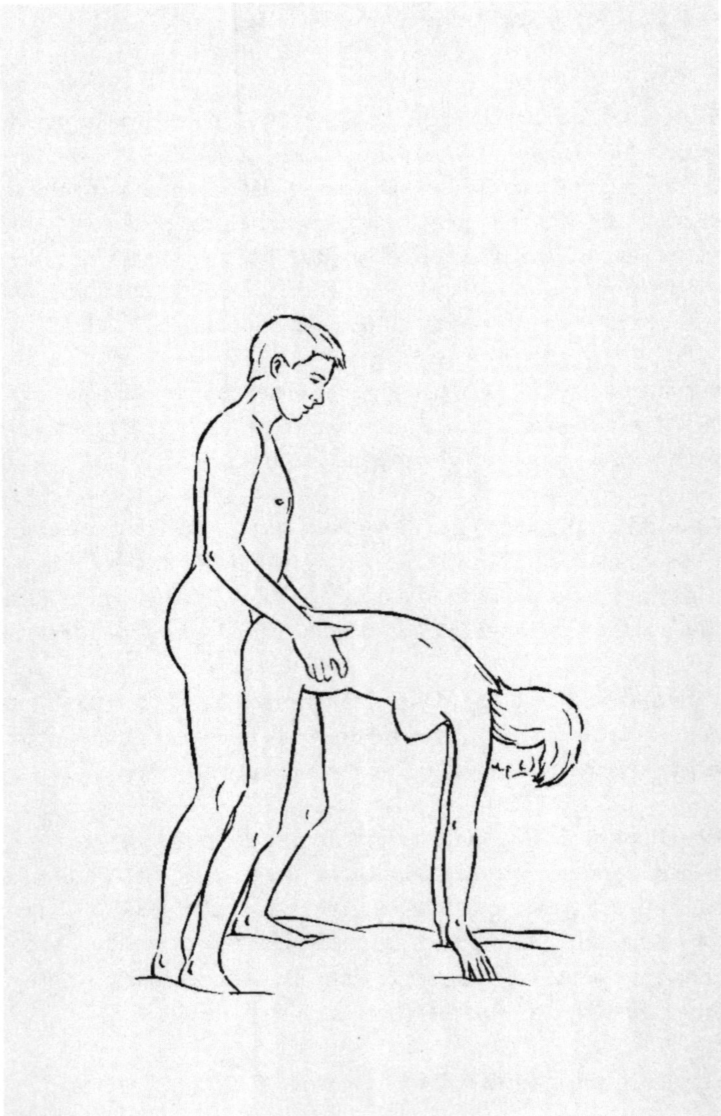

42 Auf Tuchfühlung

So geht's: Der Mann steht hinter seiner Partnerin und dringt in sie ein, dann beugt sie sich nach vorne. Sie sollte versuchen, mit den Händen ihre Zehenspitzen zu erreichen. Maximales Eindringen wird möglich, wenn die Frau beim Vorbeugen ihre Beine spreizt.

Für ihn: Bei dieser Position dringen Sie nicht nur besonders tief in Ihre Partnerin ein, sie haben auch einen wundervollen Blick auf sie.

Für sie: Bei dieser Position wird Ihr G-Punkt stimuliert, auch kann der Mann Ihren A-Punkt erreichen (dieser befindet sich zwischen G-Punkt und Gebärmutterhals). Ihr Partner kann Ihre Brüste berühren, und obendrein ist diese Position auch noch ein sehr effektives Fitnesstraining!

Variante: Wenn es der Frau schwerfällt, mit den Händen ihre Füße zu erreichen, kann sie sich auch über Bett oder Tisch beugen. Schließlich tragen gezerrte Muskeln mit Sicherheit nicht zur Erregung bei.

Warnhinweis: Ein Partner mit großem Penis oder ein besonders empfindlicher Gebärmutterhals können diese Position für die Frau unangenehm machen. Die Frau braucht eine gute Kondition, um in dieser Stellung durchzuhalten. Wenn Ermüdungserscheinungen auftreten, stellen Sie sich aufrecht hin, und stützen Sie sich an einer Wand ab. Auch wenn Ihnen schwindelig wird, sollten Sie unmittelbar in eine bequemere Stellung wechseln.

Schwierigkeitsgrad: ●●●●○ **(schwierig)**

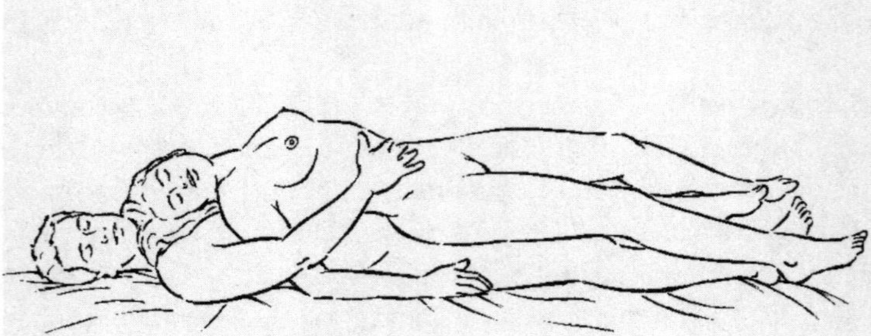

43 Die Sonnenanbeterin

So geht's: Bei dieser absolut entspannenden A-tergo-Variante liegt der Mann auf dem Rücken, die Frau legt sich rücklings auf ihn. Sie gibt das Tempo vor, indem sie sich auf dem Partner vor- und zurückbewegt, während er ihren Körper streichelt. (Ein Hinweis: Diese Position ist nicht die ideale, wenn der Penis des Mannes eher klein ist.)

Für ihn: Genießen Sie ganz entspannt das sinnliche Auf- und Abgleiten der Partnerin auf Ihrem Körper. Sie dringen zwar nicht so tief ein, doch werden die Eichel und das Frenulum (der vertikale Hautlappen, der die Eichel mit dem Penisschaft verbindet) ständig stimuliert, und beide sind weitaus sensibler als der untere Bereich des Penis.

Für sie: Gerade am Scheideneingang ist die Vagina am sensibelsten. Sie oder Ihr Partner können sich in dieser Position leicht der Klitoris und Ihren Brüsten widmen.

Variante: Die Frau kann versuchen, ihren Oberkörper langsam aufzurichten. Dies variiert die Tiefe des Eindringens. Für ein noch sinnlicheres Erlebnis reiben Sie seinen Oberkörper und ihren Rücken mit Öl oder Gleitmittel ein.

Warnhinweis: Diese Position ist nicht zu empfehlen, wenn die Frau besonders schwer ist. In diesem Fall sollten Sie besser eine Stellung wählen, bei der der Mann oben ist oder von der Seite eindringt.

Schwierigkeitsgrad: ●●●❍❍ (nicht ganz leicht)

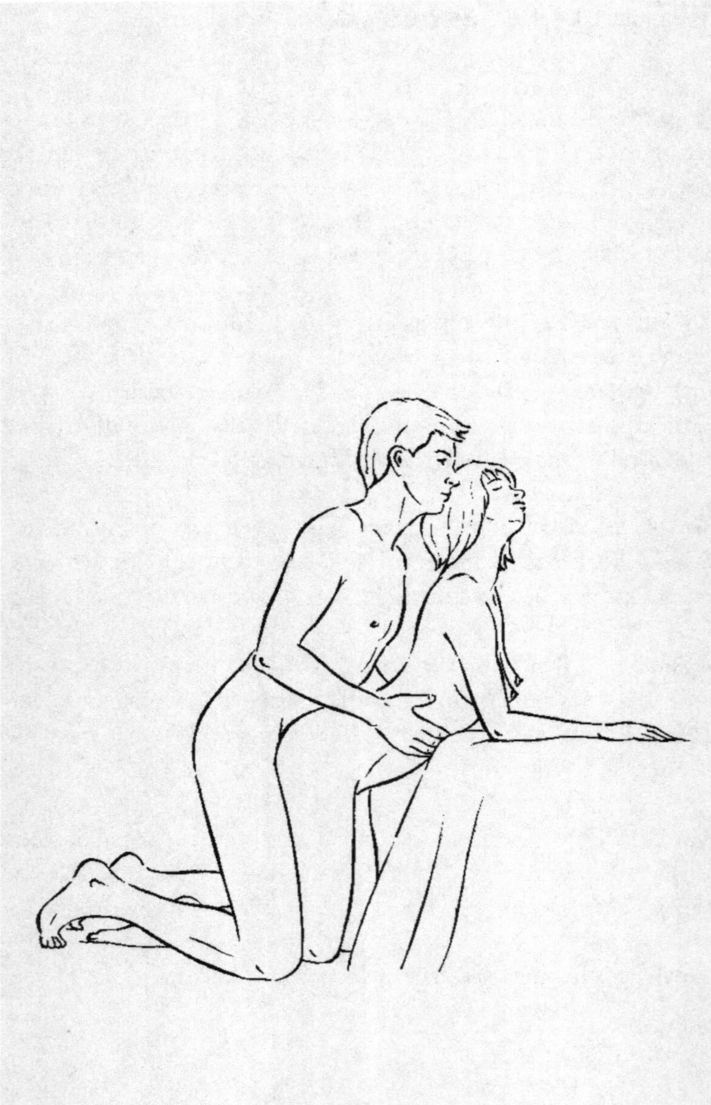

44 Die gebeugte Schönheit

So geht's: Die Frau kniet vor dem Bett, Blick Richtung Laken, der Mann dringt hinter ihr kniend in sie ein. Je weiter sich die Frau nun nach vorne beugt, desto tiefer kann er in sie stoßen.

Für ihn: Die Penetration ist eine besonders tiefe. Ihre Partnerin kann Ihnen leicht zwischen die Beine fassen und mit Ihren Hoden spielen.

Für sie: Ihr Partner kann in dieser Stellung sehr gut Ihre Brüste streicheln, Ihren Rücken und Nacken küssen oder massieren oder seine Hände zwischen Ihre Schenkel schieben und Ihre Klitoris streicheln. Außerdem dürfen Sie sich auf eine herrliche G-Punkt-Stimulation freuen.

Variante: Um diese Position noch aufregender zu machen, können Sie es auch über den Küchentisch, den Schreibtisch oder jedes andere geeignete Möbelstück gebeugt tun.

Warnhinweis: Unangenehm kann diese Stellung für die Frau sein, wenn ihr Partner einen großen Penis hat oder wenn ihr Gebärmutterhals empfindlich ist. Um Ihre Knie zu schonen, legen Sie sich einfach ein Kissen unter.

Schwierigkeitsgrad: ●●❍❍❍ (leicht)

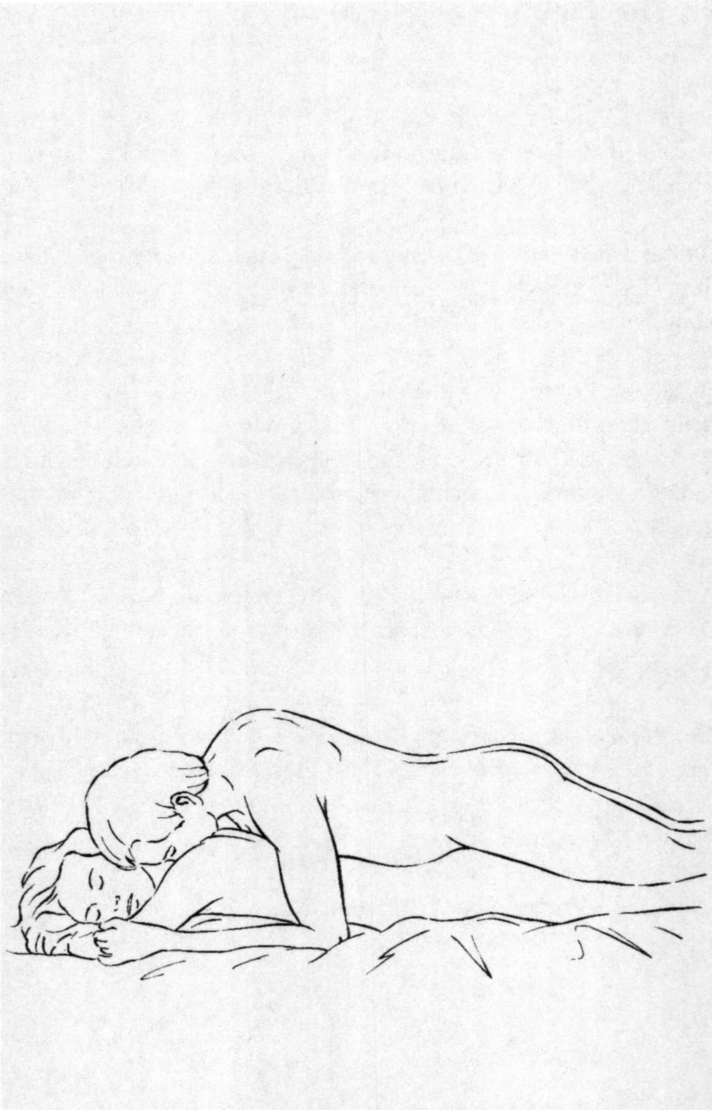

45 Das müde Hündchen

So geht's: Die Frau liegt flach auf dem Bauch, dann legt sich ihr Partner auf sie und dringt von hinten in sie ein.

Für ihn: Während Sie in Ihre Partnerin stoßen, fühlen Sie, wie Ihre Hoden gegen ihre Pobacken gepresst und dadurch stimuliert werden. Wenn Ihre Partnerin sich ein Kissen unter die Hüften legt, ist ein noch tieferes Eindringen möglich (siehe auch Das glorreiche Kissen, Seite 113).

Für sie: Der Mann dringt bei dieser Stellung nicht so tief ein wie bei der klassischen Hündchenstellung (siehe Seite 99). Daher bietet sich diese Position insbesondere dann an, wenn Ihr Partner einen sehr großen Penis hat. Zusätzlich können Sie sich während des Liebesspiels mit den Fingern oder einem Sexspielzeug selbst stimulieren.

Variante: Benutzen Sie Gleitgel, dann reiben sich Ihre Körper noch besser aneinander. Das fühlt sich in höchstem Maße sinnlich an!

Warnhinweis: Für die Frau kann es ungemütlich werden, wenn ihr Partner besonders schwer ist. In diesem Fall sollte er einen Teil seines Gewichtes auf seine Arme (Hände und/oder Ellbogen) verlagern.

Schwierigkeitsgrad: ●○○○○ (ganz leicht)

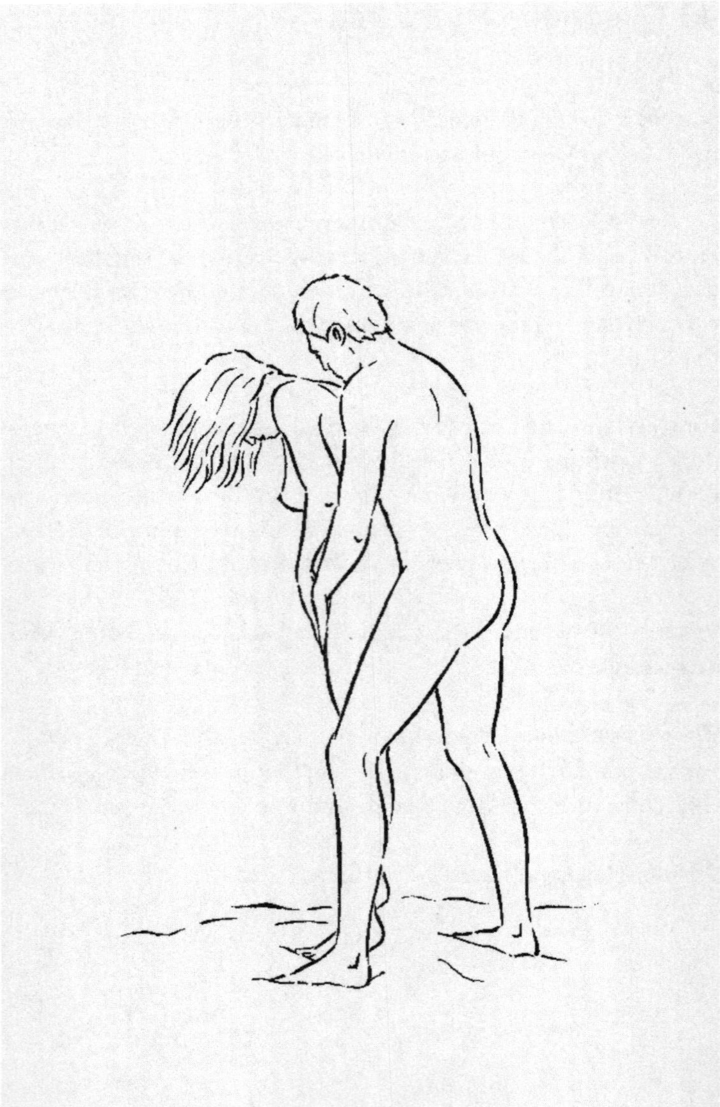

46 Hündchen im Versteck

So geht's: Beide Partner stehen aufrecht, die Frau mit dem Rücken zu ihm. Nun dringt er im Stehen von hinten in sie ein.

Für ihn: In dieser sehr intimen Stellung sind Sie Ihrer Partnerin ganz nahe und können ihre Brüste und ihre Klitoris verwöhnen. Für eine noch tiefere Penetration kann sich Ihre Partnerin nach vorne beugen und an einer Wand abstützen (siehe auch, Seite 71).

Für sie: Ihr Partner kann hier wunderbar Ihre Brüste und Klitoris streicheln und Ihren Rücken und Nacken küssen – eine Spitzenposition also, wenn der Nacken zu Ihren erogenen Zonen gehört.

Variante: Damit Sex immer wieder aufs Neue schön und aufregend ist, reicht es oft schon, sich an verschiedenen Orten zu lieben. In dieser Position können Sie es nahezu überall tun. Wenn Sie es im Freien versuchen wollen, ist es praktisch, wenn die Frau einen kurzen Rock ohne Unterwäsche trägt und der Mann einen langen Mantel als Schutz vor neugierigen Blicken. Wählen Sie einen Ort, an dem Sie eine schöne Aussicht haben (eine Brücke oder einen Hügel beispielsweise), und tun Sie so, als würden Sie den Ausblick genießen, während sich das eigentliche Vergnügen unter dem Mantel abspielt.

Warnhinweis: Unangenehm kann diese Stellung für die Frau sein, wenn ihr Partner einen sehr großen Penis hat oder wenn ihr Gebärmutterhals besonders empfindlich ist. Und denken Sie daran: Sex in der Öffentlichkeit ist nicht legal, deshalb sollten Sie sich dabei keinesfalls erwischen lassen.

Schwierigkeitsgrad: ●●○○○ (leicht)

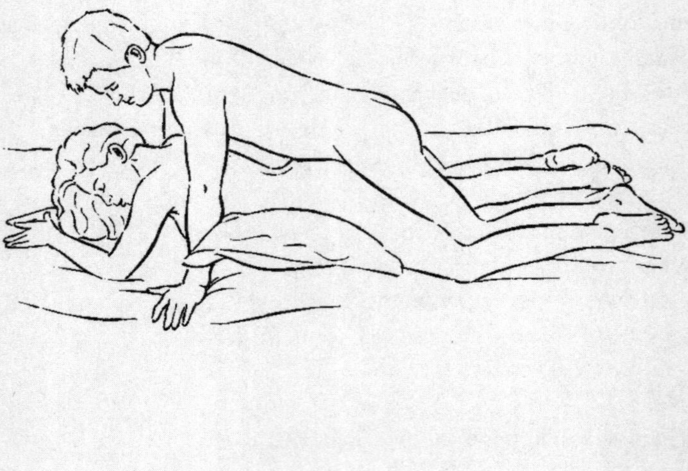

47 Das glorreiche Kissen

So geht's: Die Frau liegt bäuchlings auf dem Bett, ein Kissen unter die Hüften geschoben. Dann dringt der Mann von hinten in sie ein, wobei er sein Gewicht mit den Armen abstützt.

Für ihn: Das glorreiche Kissen erlaubt ein sehr tiefes Eindringen. Je höher das Becken Ihrer Partnerin auf dem Kissen liegt, desto tiefer können Sie stoßen.

Für sie: Das Kissen unter Ihrem Becken übernimmt die Stimulation der Klitoris, so können Sie sich in diesem Bereich selbst befriedigen. Das Masturbieren beim Sex ist die einfachste Möglichkeit, ziemlich sicher zum Orgasmus zu kommen. Es sollte niemals als ein Zeichen dafür betrachtet werden, dass man etwa die Fähigkeiten des Partners gering schätzt, ganz im Gegenteil: Es handelt sich vielmehr um den größten Vertrauensbeweis, denn es gehört schon einiges dazu, sich vor den Augen des Partners selbst zu befriedigen.

Variante: Experimentieren Sie ruhig auch mit mehreren Kissen, um herauszufinden, welcher Winkel Ihnen beiden am besten gefällt.

Warnhinweis: Bisweilen empfindet eine Frau die Penetration als zu tief und unangenehm, vor allem dann, wenn ihr Partner besonders gut ausgestattet ist oder wenn sie einen sehr empfindlichen Gebärmutterhals hat.

Schwierigkeitsgrad: ●●○○○ (leicht)

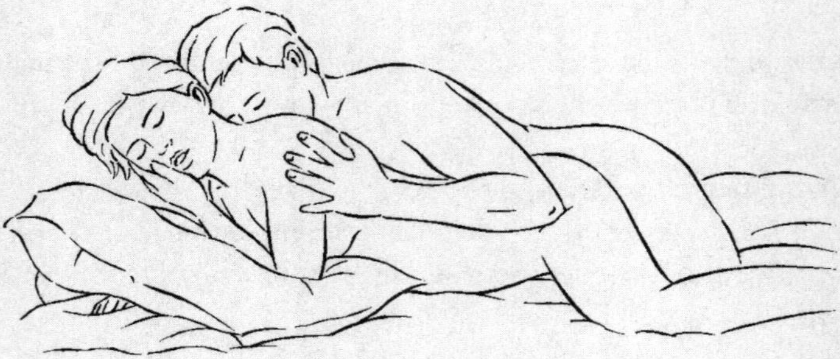

48 Löffelchenstellung

So geht's: Die für beide Partner wahrscheinlich entspannendste aller Positionen ist die Löffelchenstellung. Dabei liegen beide auf der Seite, mit Blick in eine Richtung, der Mann liegt hinter der Frau. Er dringt in sie ein, und beide wiegen ihre Körper gemeinsam zum Höhepunkt. In dieser Position kann der Mann während des ganzen Liebesspiels den Körper seiner Partnerin liebkosen und streicheln.

Für ihn: Diese Position bereitet für gewöhnlich keinerlei Schwierigkeiten. Die Tiefe des Eindringens lässt sich sehr schön variieren, indem die Frau sich nach vorne beugt.

Für sie: Ihr Partner hat hier die Möglichkeit, Ihre Brüste und Ihre Klitoris zu streicheln und Ihren gesamten Körper zu liebkosen. Diese sehr sanfte Liebesstellung ist auch während der Schwangerschaft ideal, da der Bauch hier nicht belastet wird.

Variante: Wer es einmal so richtig schön dekadent und luxuriös haben will, der kann nebenbei exotische Häppchen knabbern und dazu Champagner schlürfen!

Warnhinweis: Wenn der Mann viel Bauch hat, kann die Löffelchenstellung schwierig werden – dann sollte man besser eine Position wählen, bei der die Frau oben ist.

Schwierigkeitsgrad: ●○○○○ (ganz leicht)

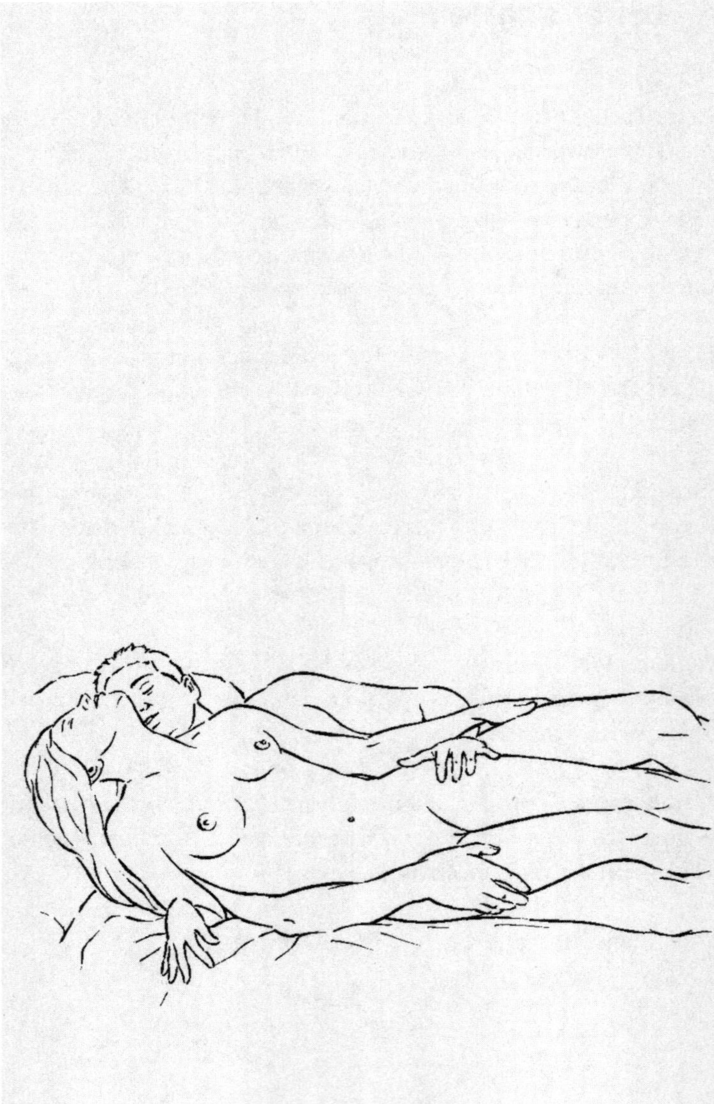

49 Rolle seitwärts

So geht's: Beginnen Sie in der Position Die verirrte Reiterin (siehe Seite 57), nur dass die Frau sich hier nach hinten lehnt und mit den Armen abstützt. Sobald ihre Beine müde werden, streckt sie diese langsam aus, sodass sie nun zwischen den Beinen ihres Partners liegen. Dann schlingt der Mann seine Beine um die ihren, hält ihre Oberschenkel mit den Händen fest, und beide rollen nun gemeinsam in eine seitlich liegende Position.

Für ihn: Diese Stellung erlaubt ein viel tieferes Eindringen als andere Löffelstellungen. Zudem ist die gemeinsame Rollbewegung in die Seitenlage höchst erotisch und aufregend.

Für sie: In dieser Position treten nicht so schnell Ermüdungserscheinungen auf, Sie halten also sehr viel länger durch.

Variante: Nach der ersten Rolle zur Seite können Sie sich ein weiteres Mal drehen, sodass der Mann nun obenauf liegt. Sie können sich, wenn Sie ausreichend Energie haben, auch so oft weiterdrehen, bis Sie wieder zurück in der Ausgangsstellung sind!

Warnhinweis: Das gemeinsame Rollen kann unter Umständen ungemütlich – und auch schwer durchführbar – sein, wenn einer der beiden Partner besonders groß oder schwer ist. Passen Sie vor allen Dingen auf, dass Sie im Eifer des Gefechts nicht vom Bett rollen!

Schwierigkeitsgrad: ●●●○○○ (nicht ganz leicht)

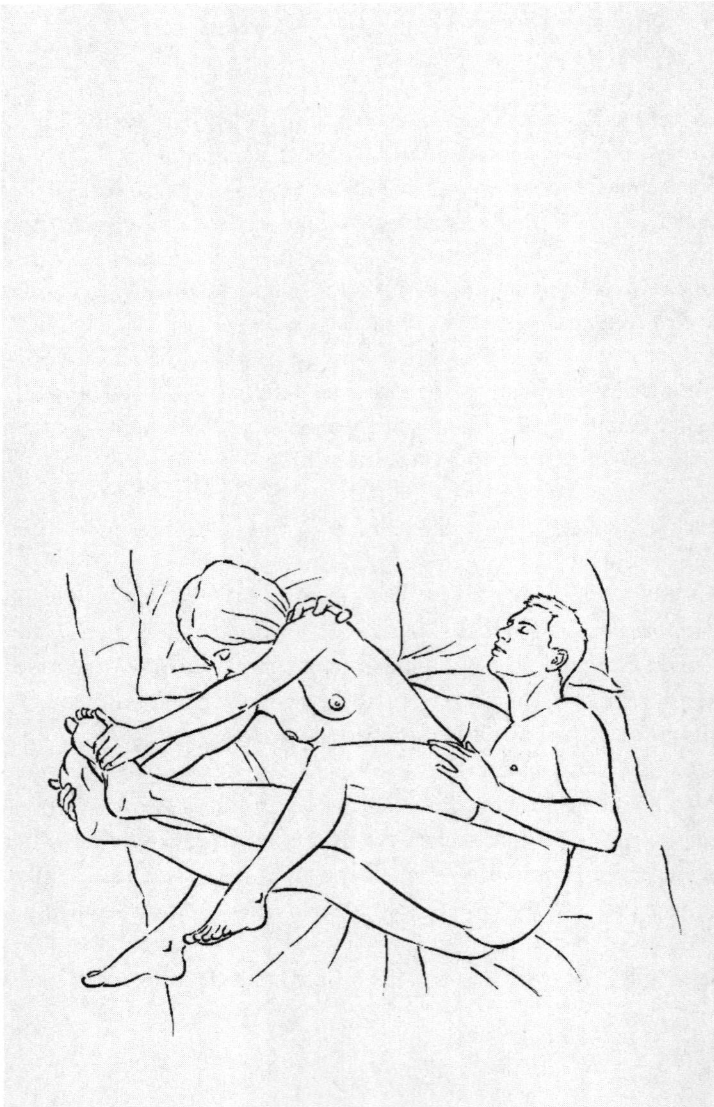

50 Kniestreckung in Seitlage

So geht's: Beginnen Sie in der Löffelchenstellung (siehe Seite 115). Die Frau beugt sich nun so weit nach vorne, dass sie die Füße ihres Partners greifen kann, und zieht diese so weit wie möglich zu sich heran. Seine Beine sind dabei gestreckt.

Da die Zehen zu den erogenen Zonen gehören, wird der Mann seinen Spaß daran haben, wenn die Partnerin seine Zehen kurz vor und während des Höhepunkts mit ihren Händen drückt und massiert.

Für ihn: Die Kombination aus Liebesspiel und Fußreflexzonenmassage wird Ihre Nerven in höchste Erregung versetzen. Die Penetration ist eine besonders tiefe, Ihre Beinmuskulatur wird bestens trainiert und gedehnt!

Für sie: Das Schöne an dieser Stellung ist, dass selbst ein kleiner Penis sich hier groß anfühlt. Zudem kann Ihr Partner wunderbar Ihre Brüste, Ihren Po und Ihren Rücken streicheln.

Variante: Um noch tiefer einzudringen, kann der Mann die Hüften seiner Partnerin umfassen und ihren Körper an sich ziehen.

Warnhinweis: Diese Position verlangt von beiden Partnern ein hohes Maß an Dehnbarkeit. Passen Sie auf, dass die Muskulatur an der Schenkelrückseite nicht überdehnt wird, und denken Sie nicht im Traum daran, diese Position auszuprobieren, wenn der Mann kitzlige Füße hat!

Schwierigkeitsgrad: ●●●●○ (schwierig)

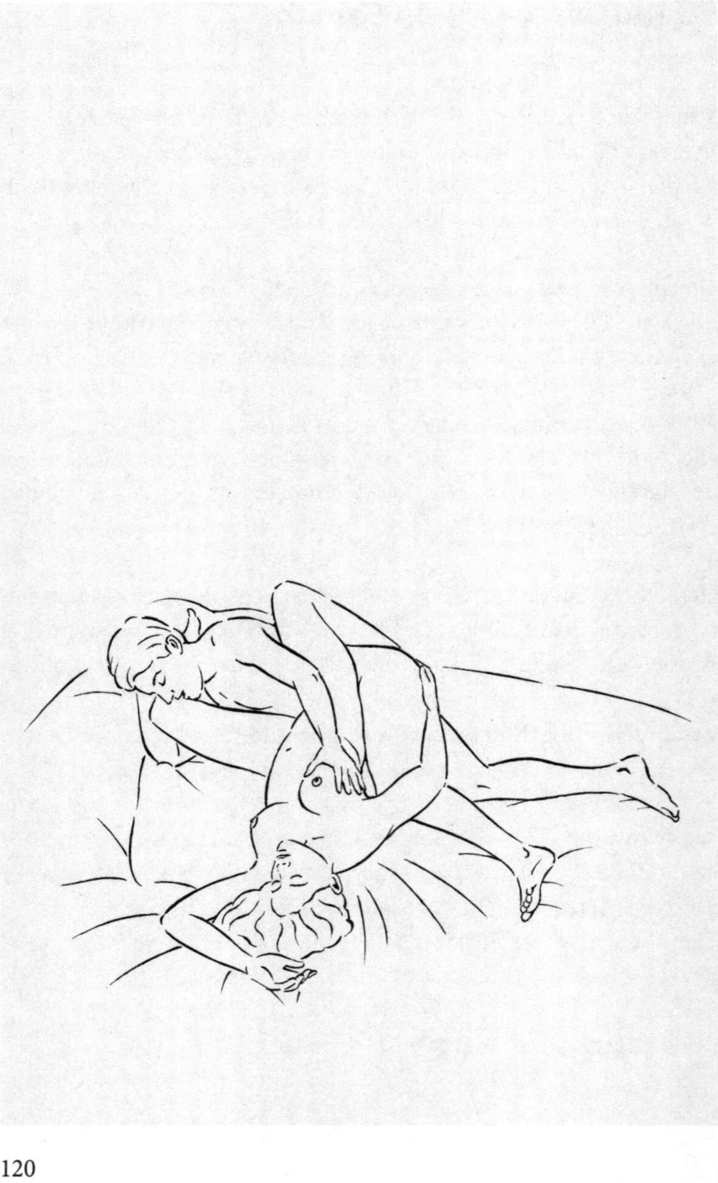

51 Die schlafende Reiterin

So geht's: Die Frau liegt auf der Seite, ihre Beine sind im 90-Grad-Winkel nach vorne gestreckt. Der Mann legt sich ebenfalls seitlich an die Rückseite ihrer Schenkel. Sein Kopf ruht zu ihren Füßen. Dann stößt er in sie.

Für ihn: Hier dringen Sie ausgesprochen tief ein! Sie können während des Liebesspiels ganz bequem die Beine Ihrer Partnerin, ihre Brüste und Klitoris liebkosen.

Für sie: Da der Mann sehr tief eindringt, fühlt sich selbst ein kleiner Penis recht groß an. Ihr G-Punkt wird optimal stimuliert, und Ihr Partner kann zusätzlich Ihre Klitoris verwöhnen – falls Sie dies nicht selbst tun möchten.

Variante: Wenn die Frau ihre Beine über die Schultern des Partners legt, geht es noch ein Stück tiefer. Gesteigert wird der Orgasmus der Frau, wenn sie die Pobacken zusammenpresst und ihre Beckenbodenmuskulatur anspannt. So fühlt sie den Penis im Inneren der Vagina noch intensiver, und ihr Orgasmus wird überwältigend sein!

Warnhinweis: Wenn der Mann einen besonders großen Penis hat oder wenn der Gebärmutterhals der Frau sehr empfindlich ist, kann das Eindringen in dieser Position als zu tief und unangenehm empfunden werden.

Schwierigkeitsgrad: ●●●○○ (nicht ganz leicht)

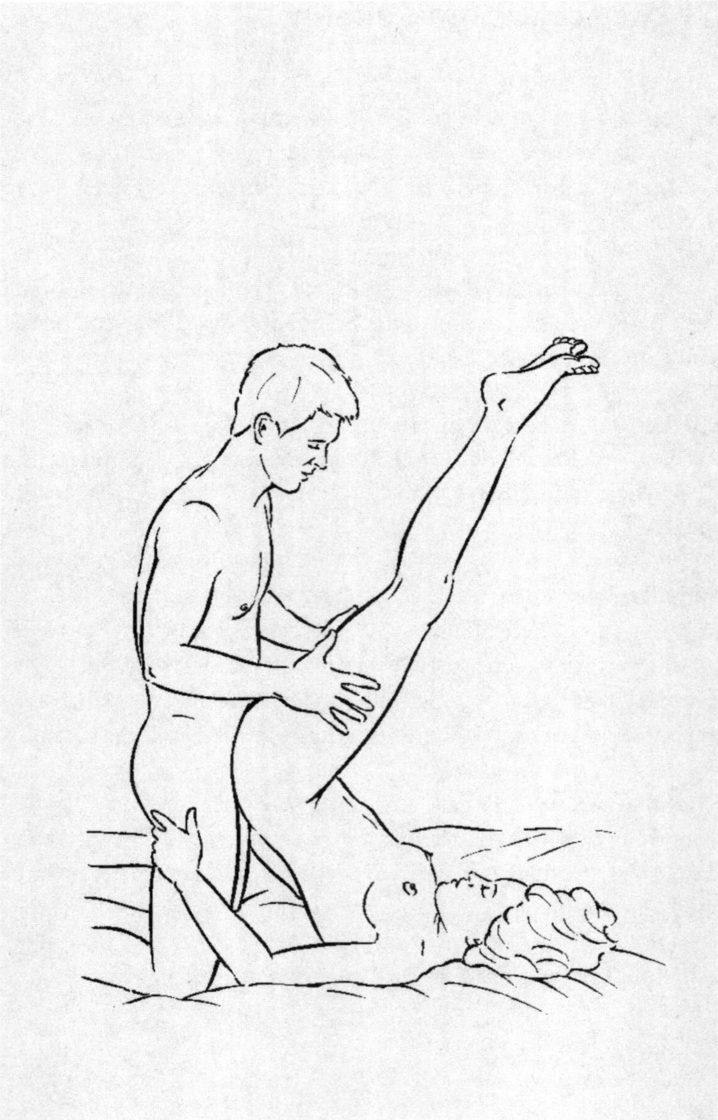

52 Die Kerze

So geht's: Die Frau liegt auf dem Rücken, ihre Beine sind im Schulterstand nach oben gestreckt. Der Mann kniet hinter ihr und dringt in sie ein. Für eine bessere Balance und unterstützend kann die Frau sich an den Oberschenkeln ihres Partners festhalten.

Für ihn: In dieser Position dringen Sie extrem tief ein! Wenn Ihre Partnerin ihre Beine geschlossen hält, fühlt es sich noch besser, noch enger an. Dies kann einen Orgasmus aber enorm beschleunigen, also seien Sie vorsichtig damit!

Für sie: Die Penetration ist sehr tief und da fühlt sich selbst ein kleiner Penis schön groß an. Der G-Punkt wird optimal stimuliert, außerdem können Sie Ihre Klitoris gut erreichen und mit ihr spielen. Wenn Sie Ihre Beine fest schließen, dringt der Mann in einem noch steileren Winkel in die Vagina ein, wodurch die Klitoris besser stimuliert wird. Dabei hat der Penis Ihres Partners auch besseren Kontakt mit Ihren Schamlippen.

Variante: Wenn die Frau ihre Beine über die Schultern des Partners legt, kann dieser sie noch tiefer penetrieren.

Warnhinweis: Sollte der Mann einen besonders großen Penis haben oder der Gebärmutterhals der Frau extrem empfindlich sein, kann das Eindringen als zu tief empfunden werden. Die Frau muss schon sehr gelenkig sein, um in diese Position zu kommen und sie auch zu halten. Wenn die Frau Beschwerden im Rücken- oder Nackenbereich hat, sollte man es gar nicht erst versuchen!

Schwierigkeitsgrad: ●●●●● (äußerst schwierig)

Register